U0153377

排酸療法

施銘——著

施銘老師首創的「排酸療法」，累積50餘年臨床經驗，打破一般人「生病就要吃藥、打針」的迷思，強調以自然、安全的方法，回復體內運作平衡，臨床成效立竿見影！
深獲見證者信心推薦的另類療法。

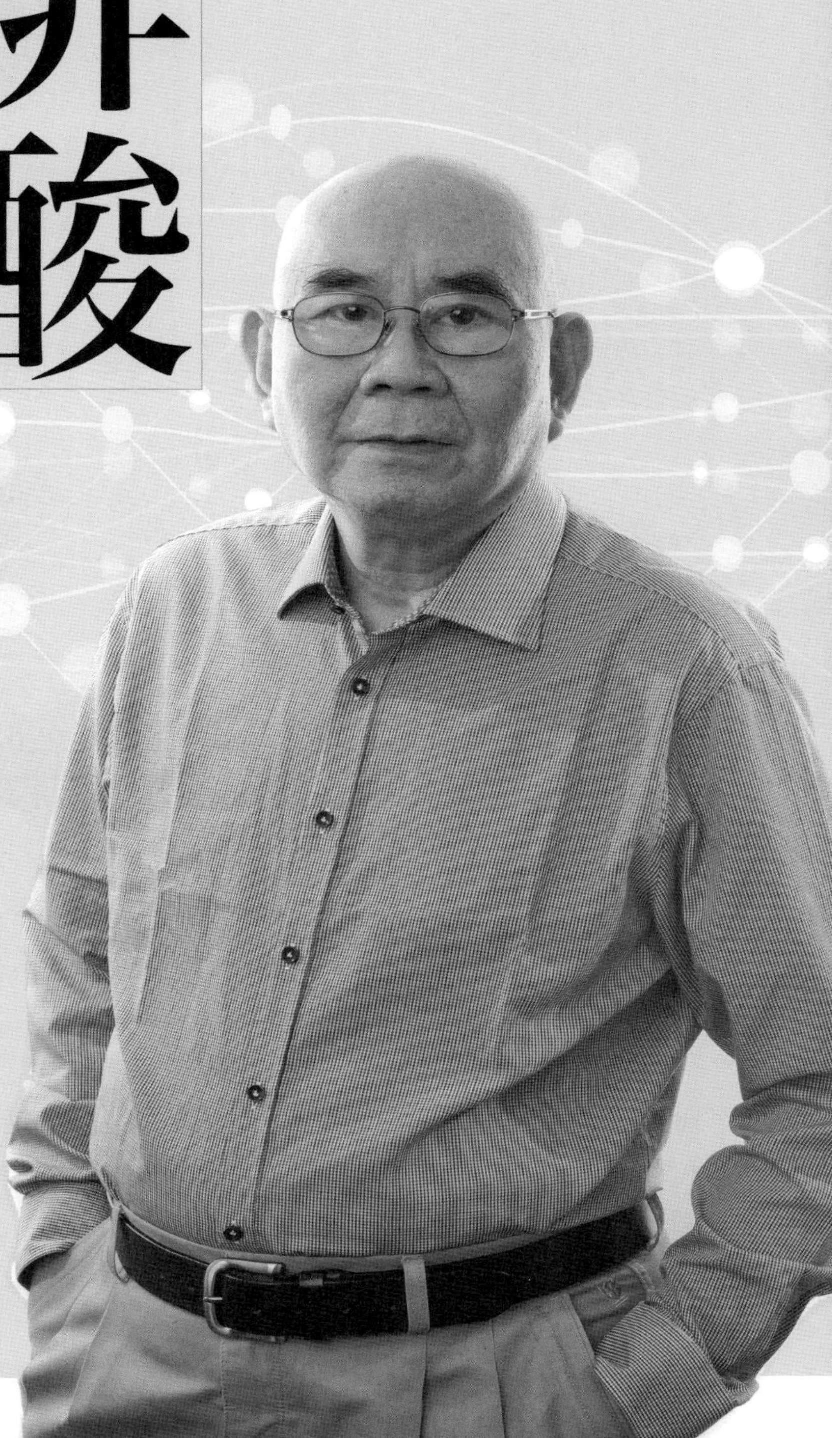

書泉出版社 印行

十年來的點點滴滴

2018年3月27日在《科學報告》期刊中發表有關「間質組織」的新發現，間質組織存於皮膚表皮下方，另也存在於消化道、肺和泌尿等系統等，且環繞動靜脈和肌肉筋膜，是一個充滿液體、相互連結的網路，有如「流動液體的高速公路」。

其實在排酸過程當中也作用到間質組職，它的功能類似人體血管，就像是身體的高速公路，而排酸的作用就是將道路中阻礙的物質清除，確保暢通就能維持身體良好的循環，對於提升身體免疫保養也有極大的幫助，所以我所主張的排酸爲什麼要全身操作就是這個道理。

就在去年三月《自然》期刊刊登有關肺的造血功能，證實了肺不僅只是維繫生命的呼吸器，也是製造血小板（PRP）的重要器官。血小板（PRP）能凝血修復受傷的組織，也是製造因此對於身體說是不可或缺的。增加胸廓不只能增加肺活量，對於身體發炎組織的修復也有很好的效果。

這個理論其實早在1937年科學家就已經提出肺也會製造血小板

（PRP）的想法，只是到了去年（2017年）才證實出來。而我在2008年出版的《排酸療法》這本書的第52頁就有提到，我四、五十年前就強調胸式呼吸重要性。一直以來，我就一直提倡每次排酸過後胸式呼吸法，因爲唯有讓肺活量增大才能吸進更多氧氣讓細胞活絡，進而加速新陳代謝。還可以增加血液中的血小板（PRP），促進身體修復機能。

藉由排酸可將肋間肌膜或是鎖骨沾黏的狀況排除，除了可以加快肺部的氧氣交換速度，並將胸廓撐開以增加胸腔的容積，還可以增加肺活量加速身體新陳代謝，提升肺臟的造血功能。此外操作頸部神經也是相當重要的一環，頸部神經在一般坊間按摩都不太會接觸到，但是頸部神經會影響肌肉生長甚至是內臟，例如說話口吃漏風、五官歪斜、甲狀腺或是副甲狀腺問題，甚至是長短手都有可能與頸部神經有關。

這類的例子其實很常見，依照我多年的經驗，像是在《排酸療法DIY》第132頁我所提到的的斜頸症及妥瑞氏症的小孩，與第114頁腦性麻痺之馬蹄足的王先生，都是因爲生產時造成的不正常擠壓影響到脖子肌肉沾黏，因此阻礙到身體的發育。

當時九歲的陳小弟來找我是被西醫診斷爲惡性嬰兒型骨質石化症，也就是俗稱的大理石寶寶，從七歲開始只能墊腳尖走路，上廁所也需要人協助，家人帶他到許多醫院治療都沒有什麼效果，還告訴他們平均的壽命不超過十二歲，這讓他的父母更是傷心欲絕，後來偶然間在板橋車站的路人好心介紹下，來到了我這邊，我向他們解釋這可能是生產時壓迫到導致頸部神經沾黏，間接影響到整個身體的成長，在這邊一兩年的持續操作下身體感覺舒服很多，之後我就請他爸爸回去幫他操作，兩、三年後我聽其他客人說他爸爸還有帶他去學校讀書，最後他爸爸告訴我還是過世了，但已經多活很多年，還是很感謝我當年的幫忙。

最近有一位范媽媽帶他小學一年級的兒子來找我，他兒子被醫生診斷爲腺樣體肥大，晚上睡覺時還有呼吸中止症的問題，雖然有動過手術切除，但是感冒咳嗽刺激又使腺樣體肥大，因緣際會下找到我這邊，他問我爲什麼會腺樣體肥大，我表示有可能是在生產的過程中不順利，荷爾蒙分泌不足，就會產生鎖骨肌肉沾黏，范媽媽也能理解我所說的，接著我發現他鎖骨一邊高一邊低，我就馬上抓住他的手來比較，發現他一隻手長一隻手短，我幫他處理脖子邊的肌肉沾黏，他馬上感覺呼吸順暢許多，不對稱的狀況也改善很多，我教范媽媽如何操作，並請她回家每天幫兒子操作，不用特地花時間來我們這裡排酸。

十三歲的李小弟來到我這邊，他父母在他看電視時發現他怎麼會斜眼看電視，平常看書時卻無異狀，一開始以爲只是習慣性的，但是怎麼糾正他還是會故態復萌，之後決定帶他到醫院檢查，但去過許多地方檢查卻找不出原因，經由朋友介紹才跑來我這邊，他一進門，我就發現他的臉左右不對稱，請他脫衣服發現胸部的肌肉一邊厚一邊薄，鎖骨一高一低，而且頸部肌肉萎縮，所以我就處理頸部周邊神經肌肉，一操作完父母就發現胸部起伏高很多，經過兩三個月發現斜眼看電視的情況改善很多。

這本書剛出版時，主編王小姐友人陳小姐的雙胞胎四、五歲開始氣喘（來我這邊的時候大約七、八歲了），醫生當時使用藥物治療都沒有效果，經過王主編介紹才來到我們這裡。說到每當兩個小朋友發作都會跟媽媽說：「媽咪我吸不到空氣」，陳小姐也只能含著眼淚安慰她們。想到當時陳小姐難過的樣子，對於母親的心酸我也能夠體會，畢竟孩子身體不好也是父母的責任。在排酸過程中我加強處理肋間肌肉沾黏，兩三年後氣喘的狀況已經慢慢減緩，在過程中完全沒有靠藥物治療，現在兩個小朋友都已經上高中，氣喘也都沒有再發作了。我原本以爲排酸療法只有把酸排除來促進新陳代謝 ，之後才發現在排酸的過程中也有影響到血小板（PRP）的生成。強調胸式呼吸就是我們與外面最大的不同 ，放眼望去坊間的推拿按摩僅會做背面與四肢頂多再加上頭部，而胸腔的部分往往都是跳過，我所謂的排酸不但做到全身還特別強調胸腔的調理，不但可以舒緩客人的肌肉問題，也可以增加肺活量，使肺臟能夠產生更多血小板（PRP）。

血小板（PRP）增加對於僵直性脊椎炎、類風溼性關節炎及紅斑性狼瘡造成的不舒服也有緩解的效果，像是二十多年前陳太太的哥哥被西醫診斷僵直性脊椎炎，經由陳太太介紹來我這裡操作一段時間後改善很多。幾年之後發現兒子也有類似的症狀，請西醫檢查表示僵直性脊椎炎有可能會遺傳，而且完全治療好也相當不容易，所以帶來我這邊請我調理肌肉，經過幾個月狀況也改善很多，最近聽陳太太提起他現在還在大學參加籃球校隊，也沒有再復發，這證實了遺傳性僵直性脊椎炎經過調理以後也是有機會可以改善的。

練過氣功多年的楊小姐經醫師診斷爲類風濕性關節炎的患者，還爲此到上海治療過三個月，但是治療都沒有效，後來看到這本書才來到我們這邊，她最近很高興的跟我說，以前在醫院健康檢查時發炎指數（附註）很高，經過一段時間排酸調理之後，前陣子再次去醫院檢查時發炎指數降下來了，日常行動也比以前輕鬆許多，她也很認同排酸可以增加血小板（PRP）生成，並改善類風濕性關節炎的症狀。

附註：類風溼性關節炎常見的檢查有發炎指數及RF（血液中類風濕因子），所謂發炎指數指的是CRP（C-反應蛋白）及ESR（紅血球沉降速率）。

然而曾經有一位僵直性脊椎炎的法國客人上門請我調理，但由於待在台灣時間剩不到一個月，即將飛回法國定居，我覺得只能操作幾次下無法達到持續的效果，所以拒絕了他，我告訴他幾個重點，請他太太回去自己試試看，雖然我覺得很不好意思沒有幫上忙，但是我也不想因爲效果無法持續而浪費他的時間與金錢，這也是我做人的原則，畢竟類似僵直性脊椎炎這樣的狀況並非一朝一夕可治癒，需長時間調理以及不斷的保健方可改善。

一般外面的人都只談穴道、筋絡或整脊，沒有人在管肌肉，所以不知道什麼是肌肉沾黏。造成肌肉沾黏的原因有很多，外傷也是常見的原因之一，像因爲意外事故受傷，雖然事後傷口癒合了，卻也造成肌肉沾黏。剖腹生產時，現在大多數人爲了美觀都選擇以橫式切口剖腹，但切到的神經會比直式切口多上許多，因爲橫式切口的位置多爲下腹，剖腹後常會有小腹肌肉沾黏及收縮無力的情形，即使只是一般的開刀手術也常會有這個情形產生。黃先生經朋友介紹找到我這裡，因爲小時候青蛙肢而開過刀，不但造成臀部肌肉沾黏萎縮，常常會因爲天氣變化或是過度疲勞導致全身痠痛而無法入眠，經過長時間排酸之後，肌肉沾黏萎縮的狀況改善許多，現在也都固定每週過來保健。

雖然很多人都提倡要多做運動有益健康，但是並不是每個人都適合做運動，例如球類運動大多屬於激烈運動，若沒有稍加注意就容易導致運動傷害，在新聞上常常看到某球員因爲比賽過程中受傷而修養大半年。如果肌肉關節已經發炎受傷或是體力不足夠，一直運動不但不會更好，反而會造成肌肉或關節的損傷，此時應該採取靜態式或被動式的運動並多休息，讓身體自行修復。

這十年來很多練氣功或是太極拳的人來排酸，他們都會跟我説雖然他們注重的是運氣，但是在練的過程中往往會覺得有地方沒有通，總是卡卡的，這其實是因爲肋間肌肉沾黏，但一般人卻無法處裡到。有位練過氣功三十幾年的客人黃先生來排酸過後就跟我説，做完後雖然有點痛，但第一次做完就可以感覺呼吸能吸到這麼多空氣，眞是前所未見。還有一位在練太極拳的王老師來這裡，他第一次來這裡我檢查，就發現他的肌肉有很多地方沾黏緊繃，他説練拳的過程中常常會有肌肉緊繃拉扯的狀況，雖然練太極拳或氣功是爲了強健體魄，但是過度就容易導致肌肉發炎痠痛，那就得不償失了。

在2006年11月財訊雜誌文中提到的案例，也就是長X醫院的黃X銘醫師，當初有提及要是對於病情有幫助就會願意發聲，兩個月後來採訪卻又因爲礙於醫評會而不願意發聲，所以之後也沒有再來了。直到最近又有一位周醫生來表明想要學習排酸療法，當時王主編也在場，但後來也礙於醫評會的緣故而不了了之。唉，想當初我在書中提到歡迎醫學界的人士前來學習，現在想起來也不禁感嘆眞是熱臉貼冷屁股、自我感覺良好啊。

很高興因爲這本書的關係讓更多人知道排酸這種療法，從2008年這本書出版到現在轉眼間要邁入十年了，到現在還不斷有新的客人帶著這本書來找我，我都開玩笑說還買得到啊？我反而鼓勵大家多多學習排酸，自己回去可以幫家人或朋友操作，所以才會出版第二本書《排酸療法DIY》，主要是希望能推廣這種自然療法，讓更多的人學會可以簡單保健身體。

2018年12月

自序

四十多個寒暑，一轉眼便消逝無蹤。在排酸這條路上，一路走來所發生的點點滴滴，每當回想起來，總是像昨日才剛發生一般，歷歷在目。由於不屬於主流醫學，很難輕易地讓一般人認同，因此「有效」，便成爲排酸能夠屹立數十年的唯一支柱。然而要解決一些醫學所不能解決的問題，可想而知，這是多麼艱難的工作！

原本從事建築業的我，轉換跑道至幫人解決病痛，是非常大的改變。在那個年代，治病唯有看醫生，想要不吃藥、不打針可以病體痊癒，簡直是天方夜譚！加上我從小就功課差又調皮搗蛋，根本不可能考上醫學院，如何能與那些社會菁英相提並論？另類療法是一條孤單又被主流醫學唾棄的路，以前總是與旁門走道、迷信、怪力亂神等畫上等號。由於沒有豐富的參考資料，也沒有人與你並肩作戰，只能靠自己不斷研究、不斷嘗試，從無數的失敗、錯誤中一步一步前進。多少個夜晚，爲了突破瓶頸，從臺北搭夜車到高雄，再立刻搭車回來，只爲了在搖晃的車廂上激發靈感；往往搜索枯腸，仍一無所獲。但是既然決心走上這條路，就必須咬緊牙根，堅持到底。曾有親友問我在做什麼工作？我說排酸，他們就用嘲笑的口氣說：「捉龍就捉龍，還什麼排酸！」我說病人腳痛不能走，我幫他處理之後就可以走，他們就到處開玩笑說我把跛腳醫到走去（臺語：死去的意思）！前兩任太太也不諒解，認爲我不務正業而離去。就這樣默默承受周遭異樣的眼光，堅持數十年，才漸漸獲得一般人的認同。

許多疑難雜症，爲了要徹底研究，我常常拿自身做實驗，付出很大的代價。像是三十多年前，爲了研究坐骨神經痛，平時沒有運動習慣的我，故意激烈的跑步，果然造成坐骨神經痛，以致每當虛弱或是氣候變化時便會發作。一開始會先大腿痠脹，隔天腰部劇痛，從臀部一直到腳底都痛如刀割，動彈不得，如果沒有打類固醇則要痛一個星期才會好；當時連妻子看了，都怕我一輩子好不了，不能再讓她依靠。花了好幾年摸索，才知道只有臀部硬塊消失才會痊癒；後來教導學生幫我排酸，總算才把問題解決。另外，曾有個病人有每晚夜尿7～8次的問題，經我教他自我保健後，晚上只需起來2～3 次，明顯改善；而我自己從小也有尿床的問題，那時我都不敢睡一般的床鋪，深怕把床弄髒；只能睡中間少一片木板的床，好讓尿能流到床下；一直到17 歲才好，但是仍留下夜尿頻繁的後遺症，只是都沒有特別在意。民國96年我因長期夜尿頻繁，爲了多了解攝護腺的問題，決定再次試驗（我都已經72歲了，應該是玩最後一次了吧！）我先用一般西醫方法處理，到國泰醫院檢查，服用王彥傑醫師開的藥一段時間後，效果不佳，驗血幾次後，懷疑是攝護腺癌，細心的王醫師便建議切片檢查。民國97年1月30 住院（病床號230102），在外科部泌尿科用經直腸超音波導引攝護腺切片檢查，也就是由肛門進入至攝護腺後方用細針去刺攝護腺六個洞，以採取組織，當時痛得要死，眼淚差一點飆出來！2月1日出院，本來情況不錯，後來2月6日除夕到日本旅遊，中途竟然尿血，害我嚇一跳！想到醫師說如果有血尿，又發燒，一定要趕快去掛急診，因爲嚴重的話會變成敗血症！不禁頭皮發麻，兩腿發軟，使得後來的旅途一直憂心忡忡。還好回國後，2月15日回診，檢查報告爲良性，令我鬆了一口氣，在此感謝王醫師的照顧。接著我打算改以排酸來處理，看看成效如何。我就是用這種親身體驗病苦的方式來尋求突破。我還打算如果檢查結果是攝護腺癌，那就不用玩了，書也不用出了！這本書原本民國96年10 月就該出版，也因爲這件事而延宕至民國 97年7月。

這十多年來，陸續有病人向我反應：如果有一天，老師退休了，萬一沒有將這套療法傳承下去，那我們該怎麼辦？我開玩笑說：你是怕我ㄎㄧㄠ ㄎㄧˇ（臺語：死掉）啊！因此民國95年起我開始開班授課。不過因爲沒有授課經驗，所以上課時只有生理學概說的教材，眞正排酸的知識只靠我口述傳授。學員們上課之後回去應用，發現效果奇佳，但是只知其然不知其所以然，以致無法提升效果。後來學員們便強烈希望我能將排酸理論寫成書，以幫助他們能更深入了解，同時提升技術。加上有許多民俗療法從業人員（如SPA、腳底按摩、指壓、推拿等），因爲職業而造成身體受傷、手指變形，卻無法解決；接觸排酸後，便非常渴望學習，以轉換跑道。在多方的要求下，我才決定出書。因爲寫作並非我的專長，要我將多年經驗寫成一本書，一想到便一個頭五個大！也曾考慮請人寫，又怕別人譏笑，以爲我只會做，而沒有理論基礎。經過再三考慮，克服萬難由我親自將排酸療法付諸文字，不再假手他人，以免被人炒作；也因此才有機會階段性地將排酸療法的祕訣公開。

經友人介紹，才有機會認識五南出版社的王主編。記得主編第一次來的時候，發生一段小插曲，原本約定星期六來了解，結果在星期三，主編就突然跑來。我想這樣最好，反正眞金不怕火煉，如此可以讓主編看到最眞實的情況，而不會以爲我和病人在唱雙簧，畢竟現在詐騙集團這麼多，光講電話都會把人騙得傾家蕩產；而五南出版社信譽卓著，作業必然十分嚴謹，如果沒有獨到之處，肯定很難過關，加上排酸療法名不見經傳，唯有親眼所見才最具說服力。

主編一進門就見到許多病人在等候，於是就很客氣地先訪問他們，結果大家對排酸的評價都很高，而且他們幾乎都有求醫多年、走投無路的共同經驗，使主編更加好奇，眞有那麼厲害嗎？像是一位女士，她之前有嚴重的痛經，先生不忍心見她如此痛苦，特地找到一位知名中醫，拿出做小籠湯包辛苦賺的積蓄，三個月花了100多萬醫藥費後仍無效；問那位正牌中醫師，他竟說還要300 萬才能治好！結果來排酸4次後就完全正常。（民國55到60年間，我因爲受到在臺北市立仁愛醫院看診的婦產科主任李雄毅博士啓發，使我對婦科方面有獨到的見解，攻克不少婦科難題，在此順便向他表達謝意。）主編對於中西醫之外竟然有這種方法，而且立竿見影，大感驚訝。這時一位新竹的婦人帶她的兒子剛到，要我幫她的兒子檢查；我就請主編進來了解。那位17歲小弟的胸廓非常扁平，臉色也不好。我就說：「像你這樣深呼吸時胸腔不能擴張要小心，如果劇烈運動會昏倒，嚴重的話可能還會發生運動猝死症。」他就說：「對，我在學校有昏倒過。」他媽媽嚇一跳說：「你怎麼回來都沒說？」他才說：「妳又不是醫生，說了也沒用！」我立刻用排酸棒處理其肋骨間的肌肉，減輕其沾黏情形。當他再深呼吸時，胸部已可以明顯起伏，臉色也紅潤起來了。主編看到效果迅速，不禁目瞪口呆。後來好幾個星期，主編都會抽空來了解，甚至也曾當場詢問一位擔任臺大資深藥師的病人家屬，以了解專業人士對排酸的看法。就這樣經過深入了解，詳細評估後才同意出書。我想出版社嚴格把關，對作者及讀者來說都是一件好事；就像機場的安檢愈嚴格，旅客的安全就愈有保障一樣。由於主編的認同，加上多方協助，才使這本書能夠順利出版。

在新聞中常常看到青少年因運動而猝死，一般都會認爲那是急性心肌梗塞。我多年來見到許多類似的例子，發現問題大多出在胸廓不能擴張，以致心肺在受壓迫的情況下，無法承受突如其來的負荷。我很願意幫有這方面疑慮的人免費檢查，以減少不幸的發生。由於西醫一般只用聽診器檢查，並沒有仔細地觀察胸廓形狀及檢查其肌肉沾黏情形，中醫就更不會要求病人脱衣檢查，因此對於肋骨塌陷會影響內臟，造成心、肺及肝臟疾病，或是造成消化不良，十二指腸潰瘍等多種問題無法從源頭解決，甚至根本沒有發現。我也願意免費教醫學界人士這套檢查方法，以造福更多民眾。還有許多僵直性脊椎炎、帕金森氏症及脊椎側彎患者，因疾病纏身，身心長期受折磨，家人也痛苦，甚至因受不了而自殺，釀成悲劇，造成家庭破碎；內心總是深深地感到遺憾！

希望藉由這本書的問世，可以減輕他們的病痛，甚至改變他們的人生。同時我也衷心地希望能有更多醫學界的人士能敞開心胸，接納這種另類醫療，加以深入研究。我深信若能將其發揚光大，排酸療法必能揚名國際，成爲寶島之光！

目錄

ENTS

Part

01 現代醫學 v.s.排酸療法

現代醫學的困境

現代醫學奠基於經驗醫學，於西元 1543 年開始發展，歷經五個世紀而達到巔峰，但是現代醫學也存在著一些盲點及困境。首先，回顧現代醫學的發展歷程，我們發現它是以專業分科的方式分頭進行，因此各專科間的研究成果往往並未相互支援或統合。現在的醫院，通常會分成內科、外科、家庭醫學科、皮膚科、小兒科、婦產科、眼科、耳鼻喉科、精神科、牙科及急診等數個不同專科，彼此之間各有所長，但是卻常常因爲受限於自身的專業意見，而忽略爲病人進行整體性的診斷、治療及照顧。

也就是說，由於專業分科的現代醫學並未宏觀地將病人視爲一個各部分均相互關聯的整體，因此在診斷上容易造成所謂「頭痛醫頭、腳痛醫腳」的情況，並忽略該專科以外的其他病因。當病患爲了某種症狀到醫院求診時，看診的專科醫生由於不夠了解其他領域，也可能要求病患往返於各門診間，這樣子不但會浪費病人的時間及醫療資源，不同醫師基於不同專科知識判斷出的病因往往也會不盡相符，這對病人而言，簡直就是一種身心煎熬。

現代醫學除了有前述專業分科的缺點外，在過去醫學發展的過程中，通常都是先出現一種疾病，醫生才開始尋找該疾病的病因及治療方法。然而隨著現代社會物質文明進步，有許多新發生的文明疾病，例如：習慣性頭痛、腰痠背痛、失眠、慢性疲勞症候群、胸悶、肋骨間神經痛、關節炎、急性猝死症等，其病因與傳統疾病中大多是基於創傷、飢餓、寒冷及致病微生物等病因有很大的不同。這些文明疾病多半是基於不正常的生活習慣、社會壓力或心理狀態等病因所致，因此當病患求診時，常常會因爲病徵及病理不夠明確，而造成醫師診斷上的困難。

此外，由於現代醫學過度仰賴高科技醫療設備及儀器檢測的數據，因此容易使醫生於診治時忽略病患的獨特性。也就是說，每個病人所適用的數據並不可一概而論，也許某種檢測值對一般人而言是正常的，但是對該病患而言，若配合整體觀察，仍有可能已經潛藏著疾病因子，而在日後發展成疾病。反過來說，健康的人也有可能其檢驗數值不正常；例如許多人身體好好的，健康檢查發現血壓過高，服用降壓藥後，雖然血壓的數值正常了，但是身體卻不舒服，有的甚至因降壓太快，造成腦缺氧而變成植物人。全世界有黑人、黃種人、白種人、紅種人等許多人種，西方醫學所統計出的數據，大部分是以白種人為樣本；在臺灣除了漢、滿、蒙、回、藏、苗、傜等多個種族外，還有原住民十二族；甚至不同姓氏的家族遺傳也有一些特異性，通婚之後又更複雜。因此西方的檢驗、生化數據只能作為參考，不能認為是百分之百的絕對。

以上所述，都是現代醫學所面臨的盲點與困境，當然我仍然認為大多數的病患都可以透過現代醫療體系獲得適當的醫療服務，不過如果病患剛巧遇上醫學上的盲點時，則應該適度考慮不同的方式來解決病症。

排酸療法的緣起

五十多年前，我為了修讀建築學，隻身前往日本崎玉縣的瀨戶短期大學留學。有一天我蹺課，打算去東京銀座和一位朋友碰面，但是因為晚到車站幾分鐘而沒搭上電車。由於下一班次電車還要 40 分鐘才會來，我只好在車站閒晃。

就在那時，我看到了一位穿著簡陋的華人被日本警察毆打，於是我立刻上前解圍。原來他是想要告訴那位警察，他可以幫他治療行動不便的腳，但是因語言不通，使得那位警察誤以爲在嘲笑他，加上又提不出身分證明，因此造成衝突。我立刻充當翻譯，將他的意思告訴警察。警察原本不信，因爲他的腳已經受傷多年，也找過許多醫生，但都無效。後來看他態度非常誠懇，而且一再保證，才答應給他一個機會試試。只見那位華人當場拿根木棒在警察的腿處理一番，沒想到腳馬上就變得靈活多了。警察非常高興，馬上要求華人改天再幫他處理。

後來和他聊天，才知他祖籍在江西省，姓汴，剛偷渡到日本。因此我當時除了爲他安排住處，同時並介紹有痠痛問題的朋友請他處理。當時我白天上課，晚上只要有空，就會去汴師父的住處幫忙，他也很熱心地把他的技術告訴我。久而久之，我們便建立起如師生般的情誼。

回國以後，從事建築業，由於我的第二任太太身體不好，一天到晚不是腰痠就是背痛，一下胸悶，一會兒又腸胃不適，看了許多中西醫都無效。本來想用我在日本學的技術幫她處理，她卻認爲治病一定要吃藥打針才有效，所以就不了了之。後來聽說合江街有一位密醫非常厲害，於是滿懷希望地前往治療。剛開始黑藥丸的效果非常明顯，吃了以後所有痠痛都不見了，簡直是仙丹妙藥！但是吃了一陣子之後效果卻愈來愈差，而且青蛙肚、水牛肩及月亮臉都跑出來了。原來這個中藥的確是仙丹，因爲摻了美國仙丹——類固醇。

我太太長期進出醫院，飽受病痛的煎熬，光靠吃藥打針的效果還是有限。有一次她腰痛又發作，不得已，我太太只好勉強讓我試一試。結果疼痛減輕，這才令她另眼相看。幾年後，因爲生意不順利，想要轉換跑道，我就想起當年在日本所學的技術，於是決定從事保健方面的工作。因經驗不足，所以我就先在工作之餘，義務幫有病痛的親友調理。由於療效不錯，因此在口耳相傳下，來找我的病人愈來愈多。

經過幾年摸索，漸漸發現在病人的皮下可以摸到顆粒狀的東西，然而用木棒去處理，並非每次都能成功。爲了對人體的生理結構有更深入的了解，我就跑到美國的奧立岡州北加哥大學（North California Columbia University）生理學系進修，後來才知道那些東西應該屬於酸性物質，類似乳酸、尿酸等化合物。經多方嘗試後，確定唯有將這些酸性物質清除，才能改善症狀。於是我結合了現代生理學知識及多年的臨床經驗，確立我個人在臨床上的基礎架構，於是在 1971 年將這項獨特的技術正式命名爲「排酸療法」。

1973 年因買賣土地認識周大律師。有一次去請教他有關法律的問題，我看到他的手怪怪的，他表示他的手常常痛到無法寫字，而且舉不起來，尤其在氣候變化或是天氣冷的時候更容易發作。去過國術館，也做過推拿，但是都沒效。我就說：「我來幫你試試看。」經我檢查發現，他的問題屬於筋肌膜發炎。由於沒帶木棒，所以就在他的手臂上直接用我的斷指操作。嘿！那些皮下的顆粒物竟然都浮出來了。我一邊幫他排酸，一邊建議他以後要注意保暖，特別是天氣冷或是冷氣吹久時，還有睡覺時，肩膀也要避免著涼。隔天，周律師很興奮地打電話告訴我，他的手已經不痛，可以自由活動了！這時我才恍然大悟！之前用的木棒因爲較粗，而且重量不夠，所以深處的酸刺激不到，只有用較細且堅硬的物體直接在皮膚上操作，才能適當地刺激到酸性物質，加速其分解。還好我當時雞婆，才能領悟到排酸的祕訣。此外，由於木棒重量輕，力量不夠，操作時難控制，手腕也容易受傷；因此我便不斷思考改良排酸工具，從單根到多根柱狀；不同的重量，不同的材質，甚至連電動都嘗試過。經不斷修改，運用在不同形態的肌肉組織上，才確定現在所使用的不鏽鋼排酸棒的形狀。期間的種種辛苦，金錢的投資，腦力的消耗，實非筆墨可以形容。從此之後排酸的療效可以說是大幅進步，使我對這種療法充滿信心。經過不斷改進與累積經驗，到了八〇年代，這項技術終於發展成熟。至於當年的周律師也因認同排酸的功效，從數十年前至今，每週仍固定和夫人前來保健。

以前有人認爲排酸沒有理論基礎，其實不然。簡單來說，排酸的理論有以下幾點：

第一，酸影響肌肉、神經：身體排不掉的代謝物，我將它統稱爲酸。酸可以以氣體、液體、固體、晶體的方式存在。這些酸性物質中的氫離子是屬於結合狀態，因此不會引起血液 pH 值異常。但當酸累積過多時，便會造成局部循環障礙、神經受壓迫、肌肉沾黏等，引起許多毛病，像是感到痠麻痛、肌肉無力萎縮、肌肉鈣化、肌肉緊繃、肌肉張力異常、疲倦等。而肌肉與神經異常又會造成骨骼、內臟等多種問題，千萬不能小看它。

第二，肌肉、神經影響骨骼：例如脊椎側彎。我不採用一般直接調整脊椎的方法，而是調整肌肉神經，當身體左右肌肉張力平衡，脊椎側彎自然可以改善。像是家住桃園的張小妹，在國小六年級時發現脊椎側彎，試了許多治療方法，甚至嘗試過自國外引進的聲波療法，但三個月間花了十幾萬仍無效。後來無意間看到 2007 年元月份的長春月刊後，於 2007 年 5 月來排酸，才做 1 次，原本凹陷的部位就長出肉來。隨著持續保養，狀況一直好轉，現在就讀高雄的大學，有空仍會前來保健。另外像是某大學藝術學院程院長的兒子，從小生長在美國，18 歲時發現得了僵直性脊椎炎，返回臺灣後，由父親陪同前來找我。當時他不能蹲也不能跳。持續保養三個月後，回到美國，還考取了美國陸軍，甚至在芝加哥攝氏零下 16 度的酷寒氣候下，通過嚴格軍事操演。隔年返臺，經過我檢查身體後，一切都正常。僵直性脊椎炎是最怕寒冷的，因爲會使病情惡化；而他因爲發現得早，即時處理，所以已經完全康復。還有一般認爲棘手的退化性關節炎，最後的處理方式就是置換人工關節，但是以排酸的角度來說，其實發炎是因爲關節周圍的組織發炎造成，只要將關節周圍的酸處理掉，退化性關節炎便可不藥而癒。

第三，神經、骨骼影響內臟：例如胸廓扁平，無法擴張，會使內臟受到壓迫，無法正常蠕動，使心、肺功能降低，因此容易胸悶、疲倦、頭暈，甚至突然劇烈運動會引起暈倒、猝死。還有胸廓空間不足，會引起不明發燒，時間久了有可能會演變成血癌。藉由排酸使肌肉放鬆，胸廓不受壓迫，內臟空間增加，就可改善上述症狀。

第四，頭殼皮、神經影響五官（觸感式排酸）：在頭殼皮上依觸感式的排酸來調整，可以影響五官的功能及形態，這也是西醫無法解釋的。例如：進階班的小花是某出版社的文字工作者，28 歲，有嚴重的鬥雞眼。在教室上課時，我就示範給學員看，我從耳朵旁邊使用引導的方式操作後，當場就恢復正常，而且效果還能維持長達 48 小時。另外像是手麻、消化不良、感覺能力降低、脖子僵硬等，也可以從頭殼皮處理。

第五，震壓神經產生傳導與引導：西醫中的解剖學理論是以不會呼吸的人體來觀察，而排酸療法的經驗完全來自會呼吸的人體。所以傳導與引導爲何會造成身體的變化，是無法以解剖學來解釋的。例如月經不順，延遲了十天，小腹絞痛的王同學，我從大腿內側、股薄肌附近用壓法，可調整子宮頸位置；從恥骨到肚臍上 3 吋引導，可加強效果，之後經血就順利排出。甚至更年期後的婦女，藉由傳導與引導，可以加強卵巢分泌激素的功能，減輕更年期後產生的症狀，改善生活品質，而不會因借助外來藥物而產生副作用。

排酸之所以能存在幾十年，因爲它彌補了主流醫學的不足。主流醫學有最優秀的人才去研究，但仍有無法克服之處，我不是醫生，所以用逆向思考，逆勢操作。醫生不能治，不願治的問題，我來處理，我來想辦法解決。就是抱持著這樣的信念，才能發現酸的祕密，以及疾病的竅門，解決許多醫學難題。

排酸療法＝預防醫學

預防重於治療，是大家都耳熟能詳的。一般認爲預防疾病要從生活作息、飲食起居及情緒等方面著手；但是礙於現實因素，往往無法徹底執行。此外，有些人在疾病未發生前，也不認爲自己不健康，或許他的身上已經出現異常徵兆，但是卻渾然不知。那麼要如何自我檢查、及早保健，以盡量避免病痛的來臨呢？

以排酸療法的觀點來看，許多身體的問題來自於無法有效地將體內的廢物代謝出去，這些廢物就是我所稱的「酸」。加上現代生活中，各種空氣、水源的汙染，食物中的化學添加物，及精神壓力、熬夜等多種因素，更加劇酸的累積。根據排酸的理論，當酸不斷累積，便會開始影響肌肉、神經、骨骼、內臟，而引起各種不同的疾病。

從外觀來看，如果照鏡子發現胸廓在深呼吸時（胸式呼吸），無法很明顯的起伏，表示肋間肌肉有沾黏現象而阻礙肋骨正常活動，會影響心肺功能，引起疲倦、乏力、嗜睡、頭暈、注意力不集中等症狀。如果情況再嚴重惡化，會使胸部看起來不但肋骨很明顯，而且薄薄扁扁的，不但容易昏倒，突然劇烈運動甚至會休克、猝死，千萬不能小看這個問題。

若是肋骨異常塌陷或突起，則會影響該部位的內臟。像是在左側、約乳頭下方，如果肋骨塌陷，則會壓迫心臟，引起心臟功能異常，甚至發生病變；若是在右肋下緣塌陷，則會妨礙肝、膽、十二指腸的功能，造成消化不良、脹氣等症狀。

當肩膀兩側一高一低，雙眼明顯大小不同，胸廓左右大小不等，或是身體某部位左右對應側的肌肉一邊厚一邊薄，則表示身體左右側的肌肉已經失衡，可能會開始有痠痛、不舒服等感覺；病情若繼續發展影響到脊椎，則有可能變成脊椎側彎或是長骨刺、椎間盤突出；骨盆傾斜則會引起下肢關節疾病或是變成長短腳。

從觸診來說，如果皮下發現硬塊，則會壓迫神經，阻礙局部血液循環，而引起痠、麻、痛等感覺，甚至造成局部肌肉萎縮，活動功能障礙；肌肉受影響，則可能引起骨骼異常，甚至內臟也受波及。如果發現右肋下緣肝臟的位置摸起來有硬塊，表示肝臟已經不正常（即使肝功能檢查沒問題）；腹部有硬塊，則代表消化系統有問題。不過誰也不敢說良性的硬塊發展下去會變成什麼；然而如果能中斷這個發展，甚至逆轉，我想會是比較好的。

「上工治未病」，能在疾病未發生前加以處理，遠比飽受病痛折磨，身心煎熬，甚至連累家人，造成家庭不幸來得重要。排酸療法除了能處理酸累積所造成的問題，還能在症狀出現前，事先防止其進一步發展，調整身體狀態而達到健康，完全符合「預防重於治療」的醫學理念。

Part

02

施氏排酸療法的理論基礎

酸影響肌肉、神經

排酸療法的第一個理論基礎是「酸影響肌肉、神經」。簡單地說，就是人體新陳代謝所產生的廢物，若不能正常排出、不斷累積，就會對肌肉、神經造成傷害。

關於人體中酸性物質產生的原因，主要是細胞在物質分解代謝過程中產生的。在一般飲食條件下，酸性物質的產生量，遠遠超過鹼性物質的產生量。當代謝功能正常時，或許可以將其排出體外；但是當環境汙染、錯誤的飲食、精神壓力等原因，則會使體內產生更多的酸性物質。若是酸的製造大於排出，這些酸性物質便會累積在皮下組織、肌肉及關節周圍等處。當累積的量到達一定程度，便會阻礙血液循環，使局部組織得不到足夠的養分；同時還會使肌肉沾黏、壓迫神經，產生疼痛、痠、麻、肌肉萎縮無力、活動障礙、發炎等症狀。

酸→ 肌肉〔無力→萎縮（緊繃）〕→功能異常
　　 神經〔疼痛→發炎→萎縮〕

依道氏醫學大辭典的分類，人體內的酸性物質總計有八百多種，不過若以酸性物質排出體外的方式來區分，可大致分成揮發性酸與非揮發性酸兩種。揮發性酸較容易分解出二氧化碳，主要是透過肺部的肺通氣作用排至體外，此種酸在體內主要爲碳酸，它是糖、脂肪和蛋白質的最終分解產物（即二氧化碳，與水化合後的產物）。至於非揮發性酸則較不容易分解成二氧化碳，它不是透過肺通氣作用排出體外，而是透過腎臟所產生的尿液、消化系統產生的糞便，以及汗腺產生的汗液排出體外。

人體的酸鹼值平衡是維持身體正常代謝與生理活動的關鍵。當人體內的酸鹼值失去平衡時，人體的健康就會受到危害。一般常用動脈血的酸鹼值代表全身的酸鹼值，正常人動脈血的 pH 值爲 7.38 ～ 7.42，平均爲 7.40，只要「HCO_3-」/「H_2CO_3」等於 20：1，則 pH 爲 7.4。因此當「HCO_3-」或「H_2CO_3」發生變化，使此兩個指標的比值不等於 20：1 時，則偏離正常值，即發生酸鹼平衡失調，當人體內的酸鹼值失調，會影響到身體的正常代謝過程與生理活動，而產生酸中毒或鹼中毒現象，進而導致死亡。人體爲了平衡酸鹼值，除了會透過肺臟及腎臟將酸性物質排出身體之外，還會透過體液的酸鹼緩衝系統等進行化學作用，將氫離子結合成弱酸等酸性物質，以使體內的氫離子濃度下降。在正常情況下，人體內的酸性物質約占 20%，鹼性物質約占 80%，如果偏離了這個比例，人體就會形成酸性體質或鹼性體質。

經過體液緩衝系統作用後產生的酸性物質，原則上會被微血管所吸收，並透過呼吸、尿液、糞便及汗腺排出體外。不過有些酸性物質會累積在皮下組織、肌肉間的縫隙或關節周圍部位，較不容易被微血管所吸收。久而久之，這些酸性物質就容易集結成酸性氣體、酸性液體、酸性固體或酸性晶體。舉例來說，肌肉一碰就痛，或是頭皮、關節部位，若壓下去皮下組織呈現鬆軟浮腫的形態，異於其他部位，則表示該處累積酸性氣體及液體；有些皮下組織可觸及硬塊、結節、條索狀、顆粒及肌肉間的沾黏，這些則屬於酸性固體；至於尿酸結晶則屬於酸性晶體。這些集結後的酸性物質由於分子量大，除了不容易被微血管吸收排除外，還會阻礙人體循環系統的代謝效率，使體內局部的養分及廢物輸送更加困難，甚至阻礙人體神經系統的傳導功能，造成身體各部位的痠、痛、麻，進而引發一系列的疾病，例如痛風、肌肉鈣化、肌筋膜疼痛、肌肉沾黏、肌肉萎縮無力、活動障礙等。

以痛風爲例，它的病因爲人體的尿酸累積過多。尿酸是在體內細胞崩壞時，因爲核酸分解而產生的末期代謝物。當尿酸累積過多，就會變成尿酸鹽結晶（酸性晶體），一開始會先沉澱於末梢腳拇趾處，接著再往腳、膝、肘關節以及皮下組織等部位發展，形成痛風石，引發劇烈疼痛和腫脹，而這種急性關節炎就是所謂的痛風，嚴重的話，還會使人體關節變形並破壞骨骼。當痛風將發作時，可以在全身排酸後，自行在疼痛處放血，可以有效消除症狀。此外，過多的尿酸如果是在人體的腎盂或腎盞等處形成尿酸鹽結晶，則會形成腎結石，引發輸尿管結石、膀胱結石或尿道結石等疾病。除了尿酸外，草酸鈣、磷酸鈣、磷酸胺鎂等酸性物質若累積過多時，也同樣會形成體內的結石而引發一些疾病。

還有就是肌筋膜疼痛症，常常因爲身體保持在一種姿勢過久，肌肉長期收縮，便會在局部累積許多酸，引起肌肉疼痛。三十年前，曾經有一位知名鋼琴家陳教授，由於長期彈琴，以致整個手臂疼痛無力。我一檢查便告訴他：「你這個問題就是肌筋膜疼痛症，也就是因爲酸累積在皮下深層所造成。」我用震壓手法將酸排除後，症狀即大爲改善。由於他曾經去維也納留學，認識當地許多鋼琴家，就告訴我他們很多人也有這個困擾。後來他回維也納，當地樂壇獲悉此事後，非常重視，特別由奧地利官方透過我們的外交部轉交正式邀請函給我，希望我能到維也納幫他們的鋼琴家治病；不過因爲我不能適應嚴寒氣候，所以只好婉拒。

酸性物質會對人體健康造成危害，爲了減少酸性物質，坊間有不少書籍主張透過飲食控制來進行調整。飲食控制雖然也有助於減少酸性物質，不過這種方式往往需要花費較長的時間才能看到成效，相對於此，排酸療法則快速許多。

排酸療法的原理，是透過排酸棒直接震壓人體肌肉，使長期累積於皮下組織、肌肉間及關節周圍的酸性物質被軟化或被震散。當酸性物質被軟化或被震散後，就會由固體變成液體、氣體，因此較原本更容易被微血管所吸收，並透過呼吸、尿液、糞便或汗液等形式排出體外，而能較快速地恢復肌肉、神經的健康。

排酸小叮嚀

化學汙染

許多職業在工作時，往往必須接觸有毒的化學物質。舉例來說，在晶圓廠中的黃光區（半導體生產過程中，主要進行照相顯影縮小的製程），使用丙酮、異丙醇、乙酸正丁酯、二甲苯、乙二醇乙醚醋酸酯及二硫化碳等化學藥劑；若接觸到這些物質，會刺激眼睛、皮膚及呼吸系統，其中乙二醇乙醚醋酸酯甚至會導致畸胎，對人體都會有傷害。雖然依照規定，工作人員都應該穿著防護裝備，但是有些人爲了方便，就沒有嚴格執行。加上濾毒罐使用壽命短，成本高；同時進氣量少，呼吸不易等因素，使得工作人員在防護不周的情形下，長期吸入有毒氣體。而爲了達到無塵標準，廠房的空氣不斷循環，重複使用，雖然有簡單過濾，但缺少新鮮空氣，同時對於揮發在空氣中的化學氣體也無法去除，如此也會影響身體健康。少量的有毒物質經由皮膚、呼吸進入體内，短時間或許影響不大，但長久下去，對人體的傷害就不容小覷。其實不僅是工廠才會接觸到有毒的化學物質，像是化工系學生做化學實驗，甚至連日常生活中，最常使用的油漆，也會傷害健康。

2008 年 5 月 12 日，蘋果日報曾報導油漆工在密閉空間工作，疑似甲苯中毒而造成 2 人死亡。可見要避免化學物質的汙染，還不是很容易的事。當然，在剛中毒的緊急時刻，首先必須前往醫院做緊急處理；不過若是長期的慢性中毒，可以藉由排酸的方式，幫助身體加強代謝能力，將這些沉積體內的物質排出體外。

肌肉、神經影響骨骼

排酸療法的第二個理論基礎是「肌肉、神經影響骨骼」。簡單的說，人體骨骼的變形與塌陷，主要是因爲受到不平衡的肌肉牽引拉扯所致，如果想使骨骼回復至正常形狀，就應該先使人體的肌肉張力平衡。這就像是在架設鷹架時，爲了使中間的竹子維持直立，就必須對左右兩側的竹子施以相等的拉力或支撐力，如果有一側的竹子施以過多的拉力，就會使中間的竹子彎曲變形。

肌肉
神經 異常→骨骼（變形、塌陷）

很多人可能無法接受「肌肉、神經影響骨骼」這項事實，認爲柔弱的肌肉與神經，如何能改變剛強的骨骼？那是因爲：第一，身體能夠活動，有賴肌肉收縮，藉由肌腱牽引來改變骨骼位置。如果肌肉張力異常，骨骼的位置就會受到改變；這就是肌肉、神經影響骨骼的位置。第二，由於肌肉包覆在骨骼之外，形成骨骼的外環境（圖 2 - 1）；而骨骼的造骨與蝕骨活動均依靠正常的血液循環來提供造骨材料，帶走分解產物。當周遭循環改變，造骨與蝕骨活動便會受到影響。同時肌肉異常造成的外在壓力，也會使骨骼變形。所以雖然這種改變較緩慢，但是時間一久，柔弱的肌肉終究能以柔克剛，改變剛強骨骼的形狀。

（A）人體正面　　（B）人體背面

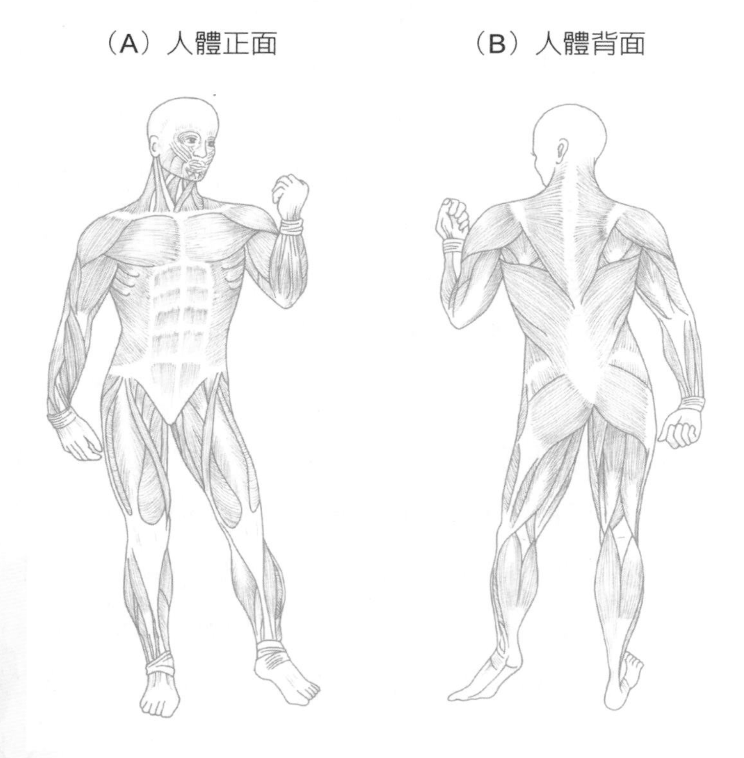

圖 2 - 1　人體的肌肉示意圖

如果用中間的竹子來比喻人體的脊椎，彎曲的竹子就相當於人體的脊椎側彎，所以造成脊椎側彎的原因，就是兩側肌肉對於脊椎施以不相等的拉力所致。

人體的脊椎是身體的支柱及保護脊髓的骨頭，它是由頸椎、胸椎、腰椎、薦骨及尾骨等組成。當脊椎彎曲變形時，就會形成脊椎側彎。現代醫學對於脊椎側彎的治療方式，主要是透過直接調整骨骼的關節來加以進行。由脊椎側彎的發展過程來看，是因爲病人的肌肉先出現了異常與失衡，並長期地對脊椎施以不平衡的拉力，最終才會導致脊椎彎曲變形。所以如果想要讓病人的骨骼回復至正常形狀或位置，就應該要透過刺激神經、調整肌肉，以使肌肉對於骨骼恢復平衡的作用力。脊椎如果和旁邊的肌肉沾黏，一旦肌肉萎縮，脊椎間隙不但會變小，同時因爲周圍血液循環變差，使骨骼的有機質來源減少，就會導致身高變矮。這也是爲何一些人年紀大了就會駝背、變矮的原因之一；同樣的道理，骨骼的粗細長短，也會受肌肉的狀態影響。另外像天氣變冷，也會使肌肉收縮，而影響到骨骼；例如冬天的時候，腳會比夏天來得小，身高也會變得比較矮，這就是肌肉影響骨骼的例子。

此外，肋骨及胸椎、胸骨所圍成的胸廓，具有保護心、肺、肝等重要內臟的功能。如果因爲酸的累積，造成肌肉、神經失常，使肌肉持續緊繃或沾黏，就會使胸廓被掐緊而變得難以擴張，甚至被壓扁。

關於「肌肉、神經影響骨骼」的論點，可以再從以下一些例子來證明：第一，長期戴眼鏡的人如果將眼鏡拿下來，會發現眼鏡與臉部原本接觸的部位，也就是鼻梁和雙耳上方的骨骼部位，都會呈現凹陷狀態，這是因爲該部位的骨骼受到肌肉的長期壓迫而凹陷變形。第二，長期穿戴胸罩的女性，會發現與胸罩鋼圈長期接觸的胸骨、肋骨部位會呈現凹陷狀態，這也是因爲該部位的骨骼受到肌肉長期壓迫而陷落變形所致。第三，西醫認爲，原發性退化性關節炎發生的主因是老化及肥胖，但我認爲這種病常常是因爲關節周圍的酸過多造成。因爲當酸性物質累積過多，便會影響肌肉的正常功能，造成受影響的肌肉發炎及萎縮、僵硬，使關節受到的壓力增加，同時受力不平均，造成關節軟骨磨損；而酸又使得局部血液循環變差，造成關節內得不到足夠養分來修補磨損，而發炎的代謝產物又無法迅速排除，使得發炎持續惡化。例如：固定每週來保健的程先生的岳母李老師，在十幾年前，膝關節退化，紅腫疼痛，連走上教室的講臺都沒有辦法。醫生說必須更換人工關節，當時她的好友林老師也有同樣的問題，兩人到處找偏方都沒效。當李老師聽女婿介紹，想先用排酸處理時，林老師便說：「我先生說妳千萬不要去臺北被人騙，只有開刀才會好啦！」由於林老師的先生是小兒科醫師，李老師不便多說，只好偷偷來保健，不敢讓她的好友知道。經過二、三個月的保養後，恢復得很好，甚至可以爬到屋頂上洗水塔也沒復發。後來雖然沒聯絡，但聽程先生說，去年他岳母還到國外旅行。而那位林老師開刀後就無法走路，只能坐輪椅，甚至還怪李老師當初為何不多勸她幾次，一起去臺北，反正被騙那麼多次，就算再多騙一次又有什麼關係。第四，長期從事美容指壓工作的人，由於反覆進行相同的動作，所以會導致他們的手部肌肉疲勞及伸指肌腱鬆弛。鬆弛的肌肉會造成他們指骨、掌骨交界處的骨頭突出及拇指變形，究其原因，骨骼變形也是因為肌肉張力不平衡才發生。

綜合以上所述，可以發現人體肌肉與骨骼的關係十分密切，所以對於脊椎側彎及其他骨骼變形病症的保養，應該要先透過調整神經肌肉，然後才能夠影響到骨骼，使骨骼恢復至正常形狀，如此既能免去手術之苦，也可達到矯正功效。

排酸小叮嚀

1. 睡覺時，若頸部著涼容易引起落枕；腰部著涼會腰痛；身體關節處受涼，會造成活動障礙或不舒服。
2. 預防方法：保暖。

神經、骨骼影響內臟

排酸療法的第四個理論基礎是「神經、骨骼影響內臟」。簡單的說，人體的骨骼所形成的空間（主要指胸椎、胸骨及肋骨所形成的胸廓而言）如果過於狹窄，將會無法提供足以讓內臟蠕動的空間，此時就容易導致內臟的功能性病變，甚至產生器質性的病變，因而危害人體健康。而神經如果受到壓迫，造成傳導不良，也會使內臟受到影響。

神經
骨骼 異常→內臟（功能性病變→器質性病變）

關於「神經、骨骼影響內臟」的論點，還可以從以下一些例子來加以說明：第一，現代人經常會出現胸悶、胸痛等症狀，這是因爲他們的肋間內、外肌出現沾黏現象，加上因長期緊張或外傷、受涼等原因，使得肋骨周圍肌肉持續收縮，導致肋骨過於緊縮，所以胸廓空間不足。由於他們的胸廓空間過於狹窄，使得心臟、肺臟無法正常活動，導致功能受限（圖 2 - 2）。由於心、肺功能受限，所以會造成人體的氧氣量供應不足，進而引發常見的胸悶及胸痛症狀。第二，2007 年 8 月 20 日《蘋果日報》曾經報導，有學生爲了要起身接球，而突然倒地猝死的案例。事實上，這些急性猝死的人原本的身體狀況都還好，也沒有什麼重大疾病，不過由於他們在進行劇烈運動時，心臟及肺臟需要較大的空間活動，才能夠將大量含氧的血液運往全身。如果此時他們的肋骨過於緊縮、胸廓空間不足，將容易導致心、肺活動及功能受限，血氧濃度降低，進而引發休克或急性猝死等情況。第三，任職於桃園一所高中的錢老師，每天一到下午，身體就會產生異常高溫，經檢查後，醫生表示這可能與血癌有關，但是卻無法確切找出病因何在。實際上，錢老師的情況也是由於肋骨過於緊縮、胸廓空間不足，導致內臟被肋骨壓縮而無法自由蠕動，所以才會發生異常高溫的現象。第四，最近有一位藝人，罹患癌症後，放棄西醫治療，而前往印度學習深度呼吸以抗癌，這與李豐醫師曾提到癌細胞怕氧氣的說法吻合。這也是爲什麼我早在四、五十年前就強調，每次排酸過程中要深呼吸的原因。然而在肋間肌膜沾黏，胸廓無法擴張的情況下，怎麼可能深呼吸呢？

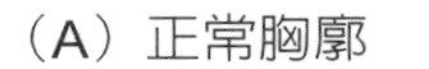

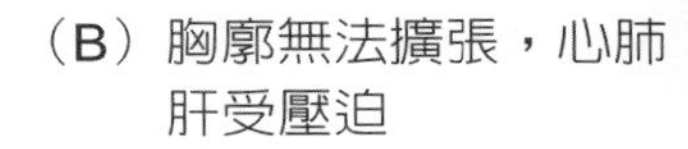

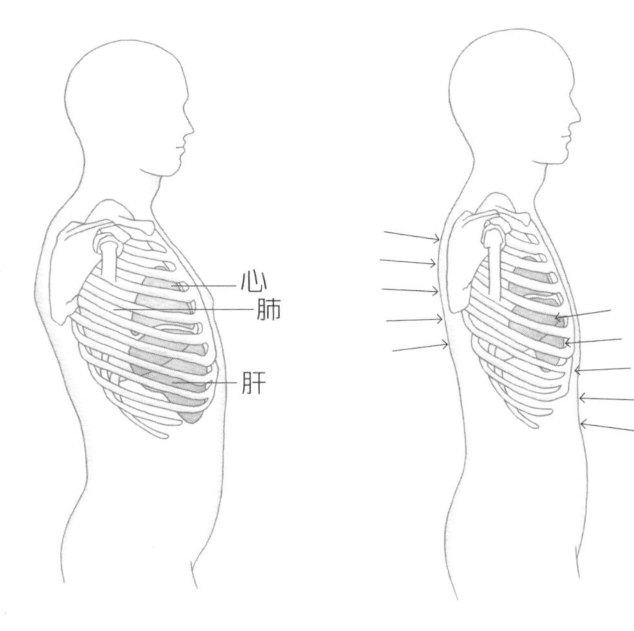

圖 2 - 2　正常與異常的胸廓

還有像是胃潰瘍，是大家耳熟能詳的疾病，西醫一般都認爲原因不明。但是卻沒有人發現，有胃潰瘍的病人，在左季肋區的肋骨會塌陷下去，而且附近的肌肉會呈現緊繃狀態。其實是局部肌肉長期收縮，導致肋骨塌陷而壓迫到胃或影響到與胃有關的神經，使得胃腸蠕動減緩，胃的血液供應減少，胃黏膜分泌不足，如此也容易變成幽門螺旋桿菌的溫床。當胃酸穿透黏膜，侵蝕胃壁，就會造成潰瘍。只要用引導的手法，排除局部的酸，使肌肉放鬆，肋骨恢復原狀，不再影響到胃，就能使胃潰瘍有所改善。例如體力勞動者、推拿師等，手部常出力，可能就會連帶使身體肌肉常處於緊繃狀態，而容易有胃潰瘍的問題。

如何知道自己是否屬於胸廓空間不足呢？檢驗方法如下：

1.當深呼吸時（胸式呼吸），胸膛起伏不明顯，甚至沒有起伏。

2.胸廓覺得緊繃，有拘束感。

3.某一部分肋骨異常扁平，甚至塌陷。

4.胸部前後距離異常短，看起來又薄又扁。

5.肋骨間隙減少，胸廓上下變短。

若有類似以上情況，就要特別注意；如果又有胸悶、頭暈、容易疲倦、無法深呼吸等症狀，那就表示已經影響到心肺功能了。

如果想要使人體的肋骨活動正常、胸廓空間增大，可以透過排酸療法對病人進行震壓，使病人肋骨周圍肌肉放鬆，排除肋間內、外肌沾黏肋骨的現象，讓肋骨回復至正常形狀而形成更大的胸廓空間，提升內臟功能。

除了心、肺功能以外，胃功能、肝功能及其他內臟功能的減弱，也都和肋骨過於緊縮及胸廓空間不足有關。而如果是骨盆變形，女性則容易造成婦科疾病，例如骨架變形，影響到骨盆，後來經期便不正常，經血淋漓不斷，有人甚至因而摘除子宮。所以一個部位的問題，有時來自其他原因，必須從多方面考量。

排酸小叮嚀

1. 胸廓扁平的人，心肺活動空間不足，肺活量差，一旦劇烈活動，會因爲缺氧而昏倒，甚至死亡，成爲運動猝死症。
2. 肋骨異常引起的問題是中西醫較忽略的。

頭殼皮、神經影響五官

所謂的頭殼皮，就是顱頂肌，由枕骨延伸至額頭皮膚，一般人可能只注意到它會不斷產生頭皮屑，並使頭髮油膩，完全不知道其實它會影響我們的頭部形狀及五官，這在西醫的解剖學理論也是找不到的。當頭殼皮累積許多酸，會使肌肉緗緊、萎縮，壓迫顱骨（圖 2 - 3），引起頭、面各種問題。對頭殼皮觸感式排酸，必須用排酸棒或排酸指套，因爲它的重量夠，尖端適中，可以使力量深入皮下深層。當尖端太尖，容易受傷；太鈍則無效，所以用一般的刮痧棒刺激則無排酸功效。所謂的觸感式排酸，就是利用觸覺去感受皮下狀況。當發現粗糙、阻力增加等異常狀態，便施以震法或壓法。

藉由觸感式的排酸刺激頭殼皮的肌肉和神經，可以改善五官的哪些毛病？眼睛方面有乾眼症、眼皮抽動、斜眼、鬥雞眼、大小眼、甲亢的凸眼、眼皮下垂及眼皮無法閉合等。鼻子方面有嗅覺異常、鼻梁塌陷等。耳朵則有耳鳴、眩暈及平衡感降低。嘴巴則有顳頜關節異常、下頜持續突出或內縮。此外還有頭痛、顏面神經麻痺及三叉神經痛等。另外像是手麻、消化不良、感覺能力降低、脖子僵硬等，也可以從頭殼皮處理。例如：蔡小姐因動脈狹窄而中風，之後留下右側感覺能力減退、頸部僵硬及轉動頭部則眩暈等後遺症；藉由全身排酸，對頭殼皮加強觸感式震壓後，上述症狀大大的減輕，轉個頭不再天旋地轉。還有就是罹患僵直性脊椎炎的潘先生，原本頭部幾乎不能左右旋轉，我從頭部加以觸感式震壓，旋轉的角度馬上增加許多。由此可知許多人並不知道頭殼皮的祕密。

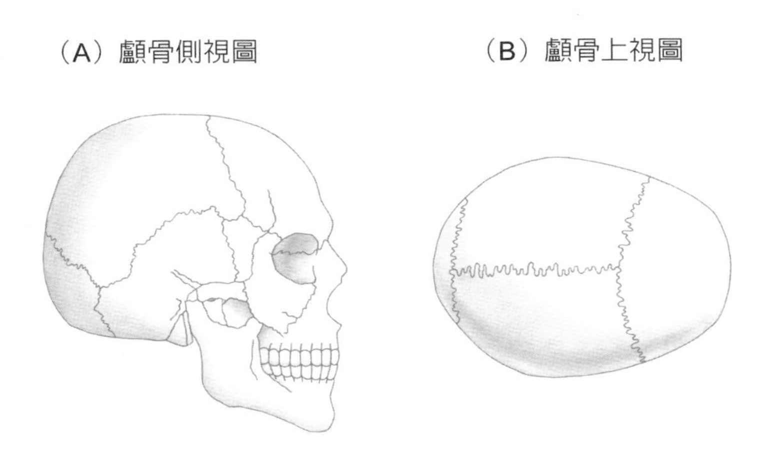

圖 2 - 3　顱骨的縫藉著纖維結締組織連結，不易活動，
但若頭殼皮過緊，仍會造成顱骨變形。

排酸小叮嚀

有些人牙齒矯正後會影響上下顎，可能會使頭部肌肉受到不正常應力，產生肌肉緊繃、頭痛等症狀，甚至造成頭骨變形。

震壓神經傳導與引導

所謂的排酸療法是利用排酸棒震壓全身肌肉，消除累積於體內的酸性廢物，促進新陳代謝，改善全身循環；同時刺激神經（圖2-4、2-5），使神經信號傳遞順暢，進而能使肌肉張力正常，恢復正常骨架，使內臟不受壓迫，功能正常。簡單的說，就是加強代謝，恢復身體健康的狀態。當然排酸也不是包醫百病，但只要是屬於酸過多的病（並非酸中毒，而是體內酸性廢物過多），效果往往是立竿見影。

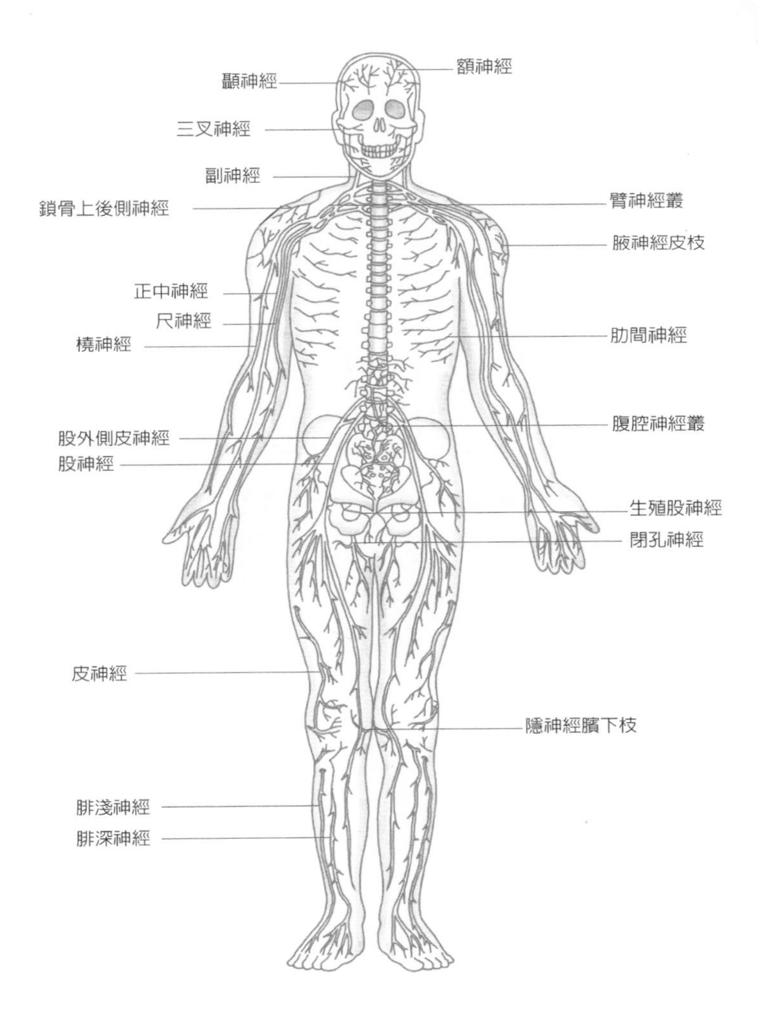

額神經
顳神經
三叉神經
副神經
鎖骨上後側神經
臂神經叢
腋神經皮枝
正中神經
尺神經
橈神經
肋間神經
腹腔神經叢
股外側皮神經
股神經
生殖股神經
閉孔神經
皮神經
隱神經髕下枝
腓淺神經
腓深神經

圖 2-4　人體正面神經圖

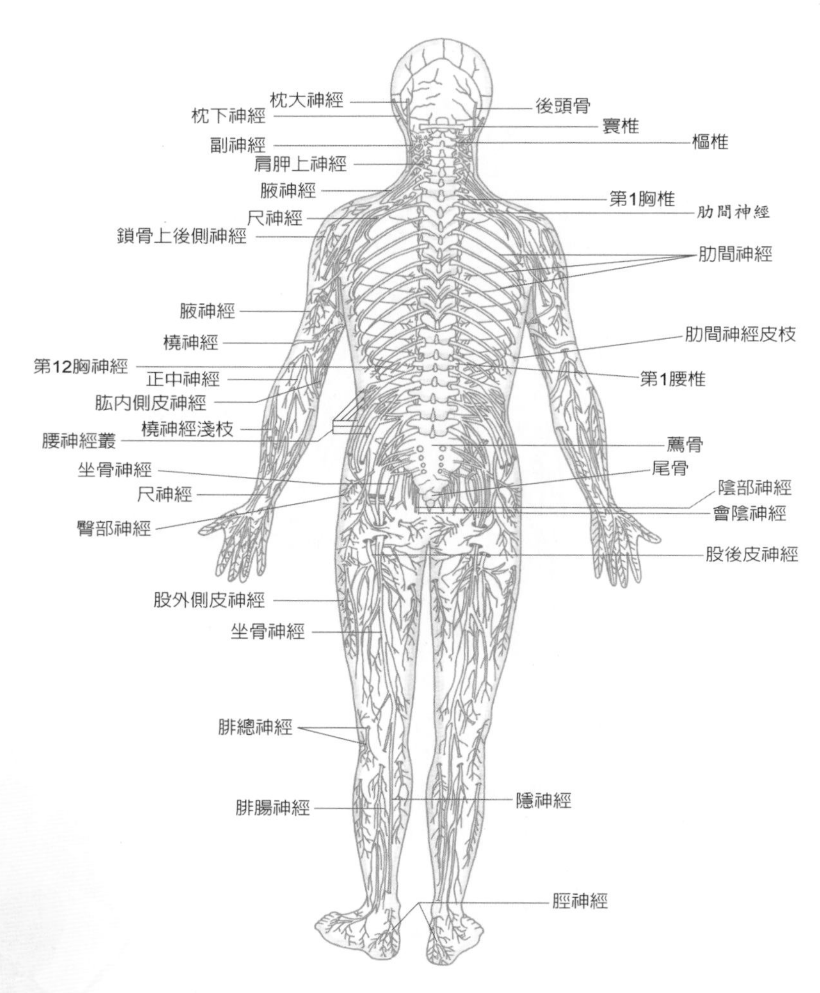

枕大神經
枕下神經
副神經
肩胛上神經
腋神經
尺神經
鎖骨上後側神經
腋神經
橈神經
第12胸神經
正中神經
肱内側皮神經
橈神經淺枝
腰神經叢
坐骨神經
尺神經
臀部神經
股外側皮神經
坐骨神經
腓總神經
腓腸神經
後頭骨
寰椎
樞椎
第1胸椎
肋間神經
肋間神經
肋間神經皮枝
第1腰椎
薦骨
尾骨
陰部神經
會陰神經
股後皮神經
隱神經
脛神經

圖 2-5　人體背面神經圖

震法與壓法是排酸最重要的手法。所謂的震法就是傳導，壓法就是引導。震法主要是促使深層酸性物質分解或浮至淺層，同時刺激運動神經，使肌肉鬆弛（例如施氏緊繃症）。至於壓法，主要是促使淺層酸性物質分解，同時可刺激感覺神經，藉由反射弧而使肌肉收縮（例如施氏肥胖症）。

震法與壓法是排酸最重要的手法。所謂的震法就是傳導，壓法就是引導。震法主要是促使深層酸性物質分解或浮至淺層，同時刺激運動神經，使肌肉鬆弛（例如施氏緊繃症）。至於壓法，主要是促使淺層酸性物質分解，同時可刺激感覺神經，藉由反射弧而使肌肉收縮（例如施氏肥胖症）。

哪些情況可以用震法呢？例如：肌肉鈣化，若阻礙運動神經，會導致相關的肌肉僵硬無力、萎縮。這時利用震法來刺激運動神經，使肌肉鬆弛，同時可以加強鈣化組織的分解，使肌肉變軟，恢復力量，同時長出肉來。另外像是腹腔水囊腫，也是可以用傳導的方法使其消散。

至於壓法的應用，以外痔而言，可以用引導的方式在大腿後側半腱肌、半膜肌的地方由下往上處理，刺激陰部神經，當場便能使外痔回縮。而胎位不正的孕婦，從恥骨到肚臍上約 3 吋的地方，以引導的方式刺激神經，就可以幫助胎位回到正常位置。另外像月經來時，經血無法排出，可用引導的方式，以壓法處理大腿內側股薄肌上下側，調整子宮頸位置，使經血不受阻礙而能很快排出。就像是轉動方向盤，可以使車輪胎左右轉一樣。還有來自嘉義的周先生，每天晚上要起床上廁所 7 ～ 8 次，搞得筋疲力竭！經過數次壓法的自我保健，改善泌尿系統的功能，後來晚上睡覺只需起來2～3次，睡眠品質大爲改善（如圖 2-6）。

綜合傳導與引導的運用爲一般常用的手法，必須依一定的步驟程序，方可達到效果。但也有例外，如全身肥胖無力（暫稱施氏肥胖症）只可使用壓法，全身緊繃（暫稱施氏緊繃症）只可使用震法。至於要如何判斷使用傳導還是引導呢？這也是利用觸感來決定。

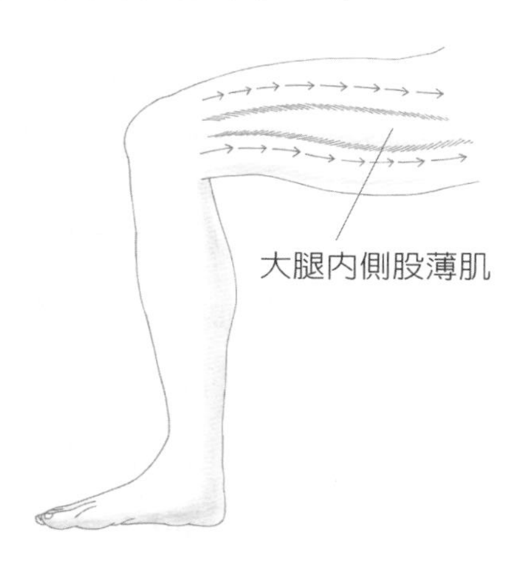

圖 2-6　用引導的方式改善經痛、頻尿等問題。

由以上可知，震壓的方法可以對人體產生很大的影響，引起體內變化，這是以往醫學所忽略的。

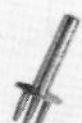

施氏肥胖症

有這種問題的人，體型肥胖，尤其是軀幹與上肢的上臂及下肢的大腿部分。觸摸時，會發現這些部位的肌肉摸起來特別軟，感覺裡面好像裝的是水，不像肌肉般結實，而且肌肉力量差，經常容易感到疲勞。它通常會出現在女性初經之後，因爲此時女性的內分泌容易失調。

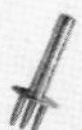

施氏緊繃症

有這種問題的人，體型偏瘦，肌肉較硬，但沒什麼力量，且無論怎麼吃都無法增胖。此外，還經常會感到全身疲勞，身體覺得緊緊的，不自在。

累積四十年的排酸經驗，我發現將人體視爲一個整體是絕對必要的，舉例來說，曾經有一個駝背而且走路不太順暢的病人來跟我求助，她說自己常常會有呼吸不順的困擾。來我這裡前，她也曾經去醫院做過檢查，醫生雖然告訴她要多運動、爬山、呼吸新鮮空氣，但是經過一段時間後，她的症狀不但沒有改善，而且還引發膝、踝關節疼痛及臀部寬大。經過再次就醫後，醫生告訴她，她的踝關節韌帶鬆弛必須開刀，所以她就接受了踝部手術。

當我爲她進行檢查時，便告訴她：「妳的臀部寬扁，通常會有婦科問題。」她才說之前因爲月經過多而切除子宮。我發現她的左胸肋骨呈現異常塌陷，於是我詢問她之前是不是曾經受過外傷。經我這麼一問，她回想起多年前確實發生過一場車禍，而且那次車禍還造成她的肋骨變形、左胸塌陷。由於她變形塌陷的肋骨嚴重壓迫到她的心臟及肺臟，所以她的心、肺功能就不太好；加上之前聽從醫生的建議，勉強進行爬山等下肢運動，使得下肢肌肉在缺氧情況下又過度使用，於是酸性物質在下肢部位加速堆積，導致肌肉僵硬無力、彈性減低、韌帶鬆弛，最後造成下肢骨架變形、膝踝關節疼痛、臀部寬大以及月經異常等現象。

排酸小叮嚀

生產、拿重物、打坐等有可能使髖關節外擴，進而會引起臀部寬扁、下腹突出、婦科疾病，與下肢骨架變形引起的肌肉與關節毛病。

由這個案例大家可以發現，一個原本看似簡單的肋骨變形症狀，由於欠缺人體整體性的觀察，最後竟會使病人的情況變得這麼嚴重。所以這些年來我一直主張「人體整體性」，也就是在面對病人時，應該要將他的身體視爲一個整體，進行全身性的調理，而不能頭痛醫頭、腳痛醫腳，因爲人體的各個部位本來就是相互牽連，任何一個部位的異常，往往就會引起其他部位的連鎖反應。

人體的血液循環系統及神經系統分布全身、聯繫內外，這就像是網際網路般將人體的各個部位聯繫成一個有機的整體。從人體表面的皮膚、肌肉，一直到內部的器官、骨骼，每個部位都受到血液、神經的滋養與支配。因此當血液循環系統及神經系統受到酸性物質的阻礙而不順暢時，就會使人體的各個部位得不到營養供給及新陳代謝，進而引發病痛，危害健康。

西方醫學在治療疾病時，往往會分成許多專科，分別針對發病部位進行處理，但是這樣的治療方式卻很容易忽略掉人體的整體性與身體各部位的關聯性。雖然在醫學上，可以依功能的不同，而將人體區分成神經系統、血液循環系統、骨骼系統、內分泌系統等多個系統，但是實際上人體各個系統間的關係仍然是十分密切且不可分離的。

舉例來說，人體的肌肉組織功能如果想要維持正常，就必須仰賴血液循環系統供給養分並代謝廢物，神經系統指揮支配，內分泌系統控制血液中的養分含量，骨骼發揮支撐功能，以及免疫系統提供防衛功能，以上這些系統對於人體肌肉組織功能的維持都非常重要，任何一個系統運作失常，就會影響肌肉組織。而肌肉組織如果受到影響，又會連帶地使人體的活動受限、骨骼變形、情緒低落，甚至引發精神疾病等。由此可知，人體的各個部位確實是息息相關且不可獨立看待。

排酸療法與西方醫學的主要差異之一，就在於它對於病人進行的是全身調理而非局部治療。排酸療法是透過排酸棒將震壓的力量作用於病人的全身體表，以刺激他的皮膚、肌肉、神經及血液循環系統，促使體內廢物加速代謝並使傳導機能趨向正常。透過針對這些系統由外而內的影響，可以提升人體的自癒能力，進而調節身體健康至平衡狀態。

所謂「戶樞不蠹，流水不腐」，自古至今的醫學都強調運動的重要性，然而，沒有一種運動能夠真正地運動到身體的各個部位。而排酸療法則可以說是一種被動式的全身運動，透過排酸，可以使全身上下的肌肉都得到充分的運動，除了能夠加速病人的血液循環、改善新陳代謝、提升心肺功能外，又不會對病人的肌肉或關節造成運動傷害。

Part 03

施氏排酸療法的操作與生理反應

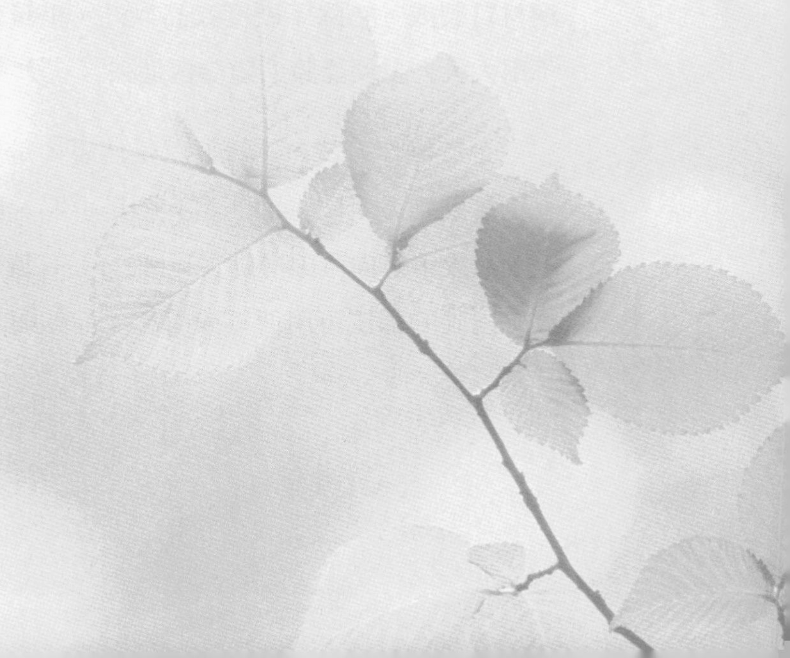

排酸療法的操作方式

排酸療法的操作方式，是透過排酸棒震壓病人的肌肉，清除沉積於皮下的酸性物質，因而活絡病人的神經傳導功能，促進循環系統及內分泌系統的正常運作，進而使人體的骨架回歸至正常形狀及位置，並提升內臟蠕動及功能，達到全身健康的目的。

一般坊間的指壓或腳底按摩等活動，力量無法眞正地進入深層部位，除了容易造成工作者的職業傷害外，也不能夠將造成人體疾病的酸性物質震散、排出。爲了達到深層震壓目的，在進行排酸時必須使用排酸棒或排酸指套。排酸棒或排酸指套是由不鏽鋼材質製成，它除了硬度較高以外，重量也比較重，因此使用時不用太大力量便能將力道滲透進去。

至於操作方法，「震」就是傳導，是用排酸棒做適當幅度的上下震動刺激肌肉；而「壓」就是引導，則是以排酸棒按在皮膚上，然後單方向直線滑動（見圖3-1）。傳導的刺激量大於引導，故肌肉硬的部位可用傳導或引導；而軟弱無力的肌肉則不堪傳導的刺激，只能用引導。但是在身體不同部位，因為肌肉形態不同，所以傳引的方式也不同。尤其在同一部位，只能以適當的力量震壓數秒鐘，否則刺激過度會造成肌肉發炎。在震壓時，持排酸棒的手可以靠在病人的身體上，能使排酸棒有穩定的著力點，此外在施力時不需使用太多手臂、手掌或手指的力量，而是要運用適當的身體角度及站位，使力量透過排酸棒的震壓桿進入病人肌肉內，方能事半功倍。

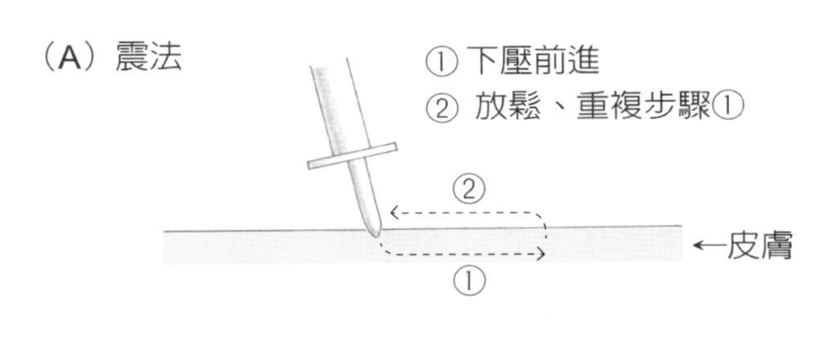

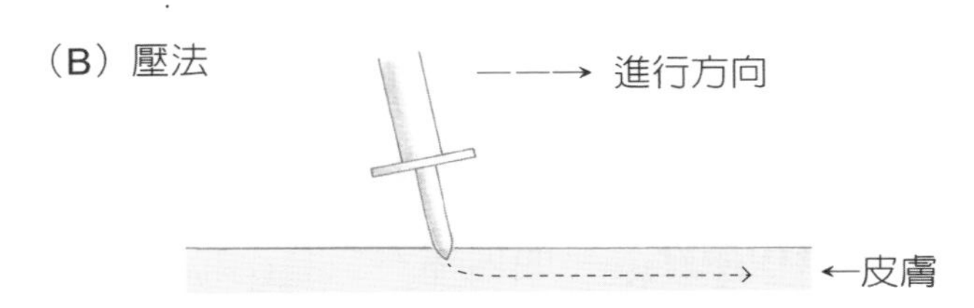

(C) 震壓：將震法與壓法結合。

圖 3-1 震壓手法示意圖

排酸小叮嚀

排酸時，如果在同一處肌肉進行太多次震壓，有可能會使該處肌肉發炎。初學者常常一發現皮下有硬塊（固態的酸），便拚命地用力震壓，想一次便將其打散；不但會使病人痛苦，也容易造成傷害。

排酸棒是由握柄、排酸板、震壓桿三個部分所組成（圖 3 - 2）。握柄的功能是讓工作者得以透過大拇指、食指、中指及無名指將排酸棒固定於手掌心；排酸板的功能，是對於病人進行刮療，可以有效改善人體汗腺及皮脂腺的分泌功能，使衰老的上皮細胞、堆積在汗腺及皮脂腺的廢物，以及皮下淺層的酸性物質等一併排出體外，並能促使人體的皮下血管擴張、促進血液循環速度、使新陳代謝功能提升、讓皮膚變

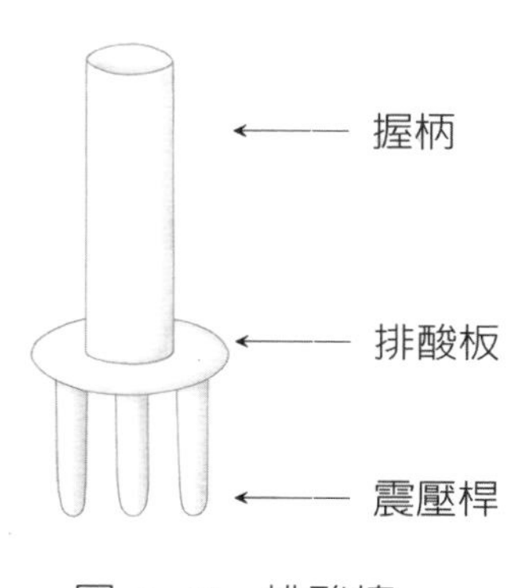

圖 3 - 2　排酸棒

得更有彈性等；至於震壓桿的功能，則是對於病人進行傳導和引導，以使皮下深層的酸性物質被打散，由固體變成液體、氣體。排酸指套則可用於頭部、頸部及女性胸部（圖 3 - 3）。

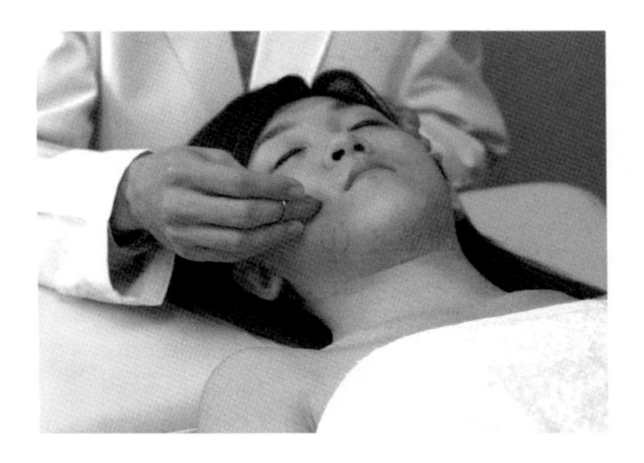

圖 3-3　排酸指套可用於臉部

排酸棒依據其震壓桿的數目及粗細不同，可以分成三粗棒、三細棒、二粗棒及二細棒四種排酸棒（圖 3 - 4）。三粗棒的震壓桿有三個，震壓桿的面積較廣，力量較分散且較淺，主要是運用於較軟或較薄的肌肉上，通常第一次進行排酸的病人，由於體內長期累積的酸性物質較多，因此建議先使用三粗棒進行排酸，以避免過於疼痛。三細棒的震壓桿也有三個，但是震壓桿的面積較小，力量較集中且深入，主要是運用於較硬或較厚的肌肉震壓上，當病人進行幾次排酸後，由於體內酸性物質減少，因此可以開始使用三細棒對其進行排酸；二粗棒的震壓桿有兩個，主要是運用於頭部肌肉的震壓上；二細棒的震壓桿也有兩個，主要則是運用於臉部肌肉的震壓上。

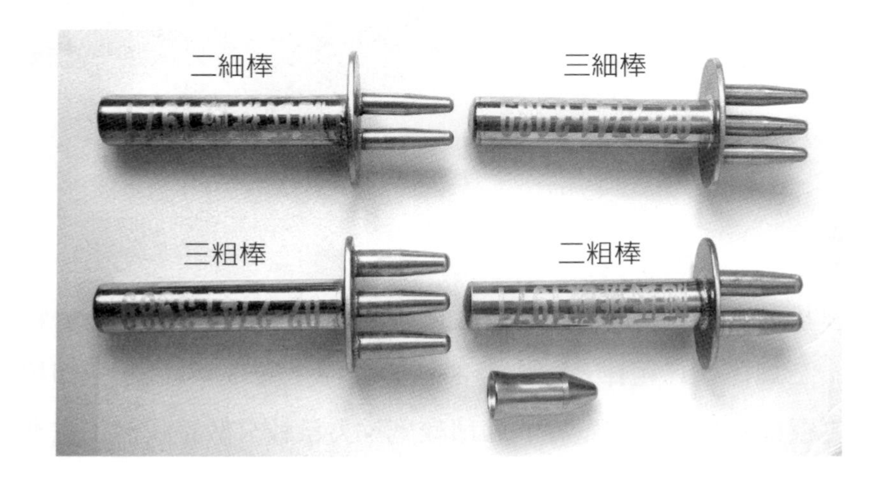

圖 3 - 4　各種排酸工具

使用排酸棒時，手臂及手掌不需太出力，只需透過手指將排酸棒固定在手掌中即可，此時小指的位置是在排酸板的下方，扣住震壓桿，其他四指則是在排酸板的上方，握住握柄。記得在震壓時，掌握病人能承受的力量，不可太快或太用力。

排酸療法的原理是透過震壓的方式，使埋藏在皮下深層及關節周圍的酸性物質由固體變成液體、氣體，並透過呼吸、糞便、尿液、汗液等形式排出體外，為了使這些酸性物質較容易被微血管吸收並排至體外，應該要請病人進行數次深呼吸。此外，震壓肌肉後，也應該要適度運用排酸板對病人的肌膚進行刮療，以使浮出至皮下淺層的酸性氣體能夠盡快經由汗腺排出體外。使用排酸板進行刮療時，基本的操作方式是將排酸棒側面立起，以中指、無名指及小指握住握柄，並以食指、大拇指夾住排酸板及震壓桿，再以排酸板對病人的肌膚進行刮療。

排酸小叮嚀

當氣候改變、季節變化、生理期來臨、感冒或疲勞時，人體會處於一種虛弱的狀態，此時舊疾容易復發，排酸時也容易感到疼痛。如果遇到這種情況，排酸時應該要改採刮療方式進行，以增進病人皮膚的血液循環功能及毛細孔通暢度，讓酸性物質加速排出體外。

以上是排酸棒使用時的基本原則，在實際震壓時，還必須遵循以下步驟，才能夠獲得最佳的排酸效果。首先，在進行排酸前，必須要先對病人進行全身肌肉與骨骼的檢查（圖 3 - 5～ 3 - 8）。因爲人體許多疾病來自於器官或系統的功能不彰，基於「肌肉、神經影響骨骼」及「神經、骨骼影響內臟」，造成這些器官或系統功能不彰的主因是肌肉及骨骼出了問題，所以爲了使人體的器官、系統恢復正常運作，達到全身健康的目的，必須先觀察全身肌肉與骨骼是否出現異常情況，接著才能夠透過震壓的方式進行調整。

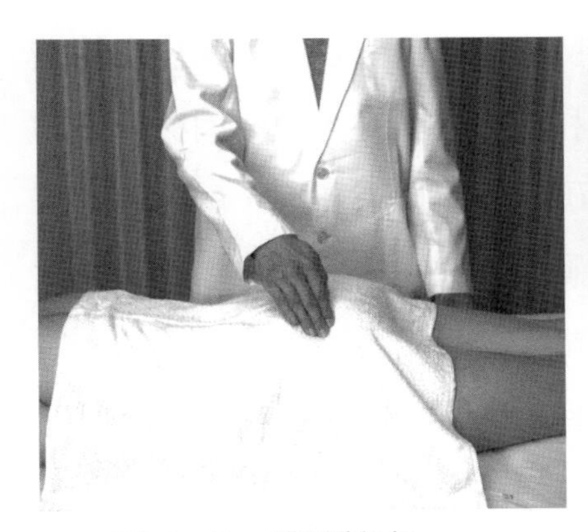

圖 3 - 5 排酸檢查一：
檢查臀部肌力量

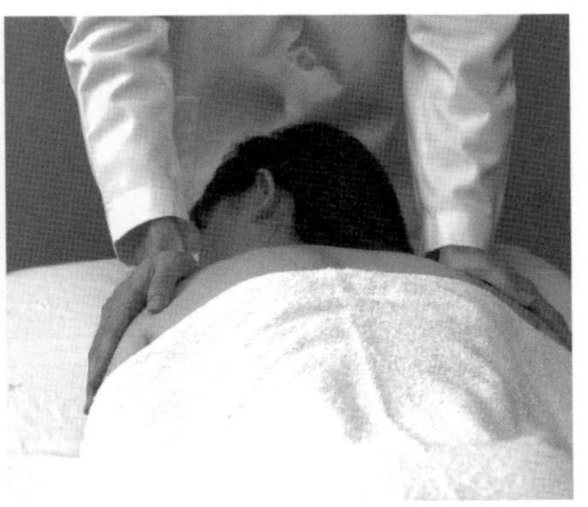

圖 3 - 6 排酸檢查二：
檢查背部肌肉情形

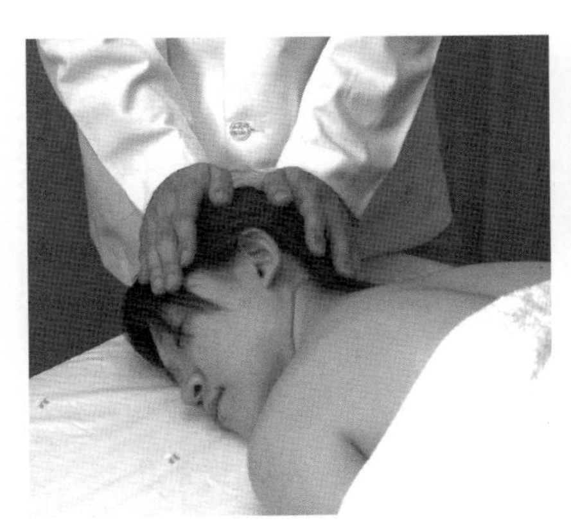

圖 3 - 7 檢查顱骨形狀

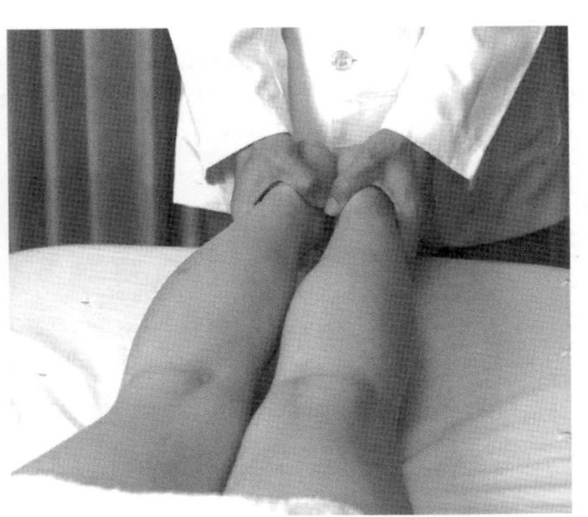

圖 3 - 8 目測全身形態

一個健康的人體，肌肉和內臟必須富有彈性，如果體內的酸性物質累積過多，就會破壞肌肉和內臟的彈性，使肌肉與內臟的功能下降。如果在檢查時發現有硬化的肌肉或硬塊，就應該對該處及周邊部位進行震壓，以加強硬化部位的排酸效果。此外，人的臀部匯集了許多複雜的神經網絡，可說是全身神經系統的重要樞紐，因此若臀部過於乾癟，則容易影響神經系統的傳導功能。一個健康的人體，其臀部的肌肉必須充滿彈性。經過對於病人全身肌肉、內臟及骨骼的檢查，即可初步判斷病人的健康狀態，接著就要開始進行震壓。

排酸小叮嚀

臀部匯集了人體內許多複雜的神經網絡，所以想要擁有健康的身體，一定要記得經常練習「提肛」及「縮臀」動作。每天做 10 次，每次 10 秒鐘。經常「提肛」及「縮臀」可以增進神經網絡對於相關部位的傳導功能，強化腰部與臀部的力量。而臀部豐滿有力的人，通常生殖系統較健康。

排酸療法的第一個步驟，是要先準備一張工作床，使病人趴臥其上，然後再視自己的身高與病人趴臥的高度，選擇站在病人的左側或右側。

爲了減少排酸棒與人體肌膚直接磨擦時所造成的傷害，建議只穿著內衣褲，塗抹適量潤膚油於病人身上。

排酸時，原則上要先對病人的背部進行震壓。而對於病人的背部進行震壓，則又可以細分成九個小步驟。

1 運用三粗棒對於病人的臀部進行震壓（圖 3 - 9）。

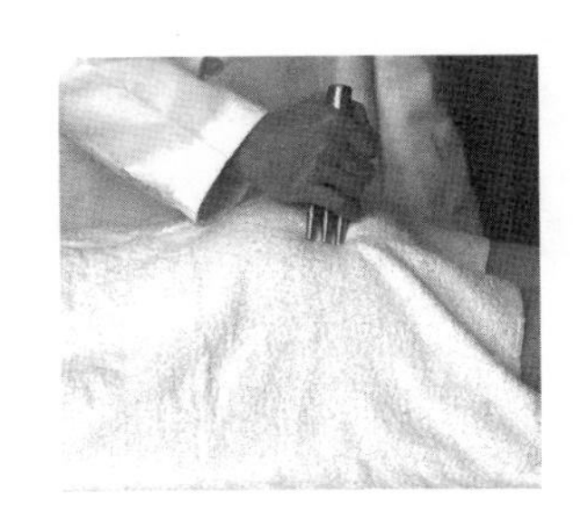

圖 3 - 9　震壓臀部

2 將三粗棒「側單」，也就是將三粗棒單邊翹起，形成一支震壓桿與皮膚接觸的狀態，然後再沿著脊椎兩側邊緣震壓上去，使背部的骶棘肌與脊椎的沾黏現象排除（圖 3 - 10）。

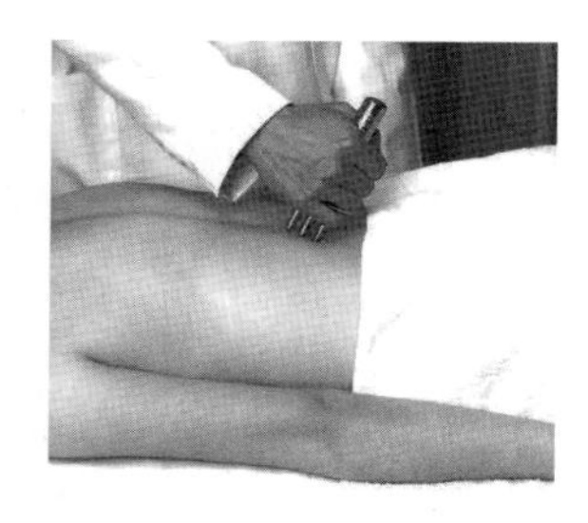

圖 3 - 10　分離脊椎與肌肉的沾黏

3 運用三粗棒針對病人的脊椎兩側的背肌進行震壓。

4 將三粗棒「側單」，沿著肋骨間的縫隙進行震壓，使其肋間內、外肌的沾黏現象排除（圖3 - 11）。

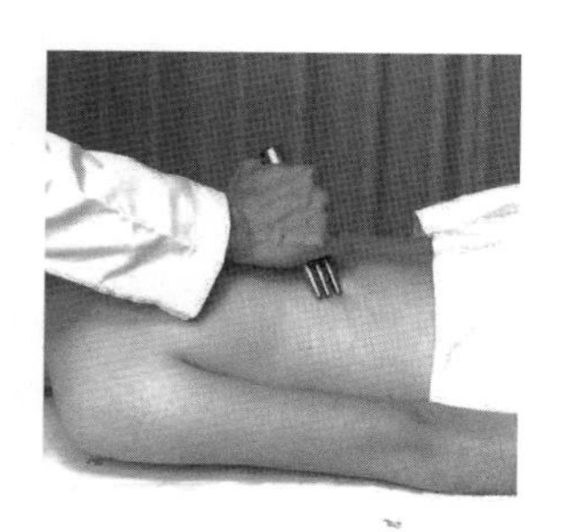

圖 3 - 11　對肋骨進行震壓

5 將三粗棒「側單」，沿著肩胛骨的邊緣及在肩胛骨上進行震壓。

6 運用三粗棒從病人肘關節處開始對上臂背面的肌肉進行震壓（圖3-12）。

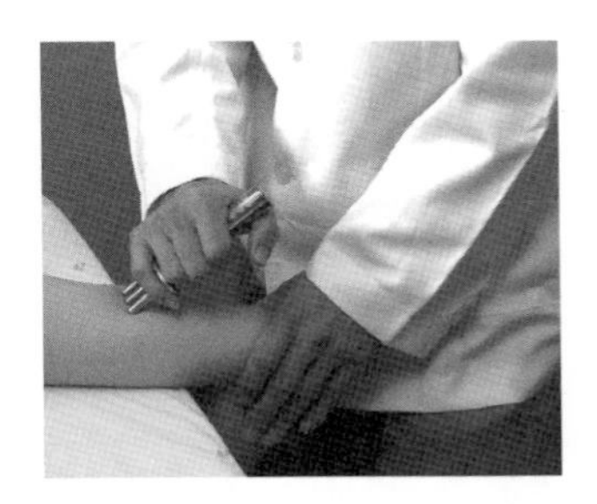

圖 3 - 12 對上臂進行震壓

7 運用三粗棒對於病人的上肩部肌肉進行震壓（圖 3 - 13）。

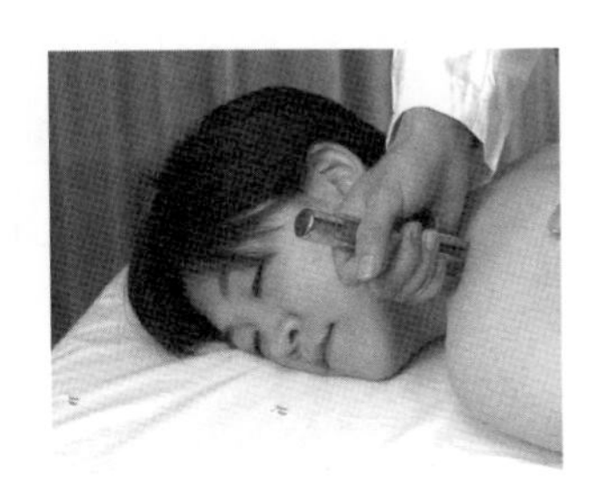

圖 3 - 13 對上肩部進行震壓

8 運用三粗棒，對於病人的頸部進行震壓（圖 3 - 14）。

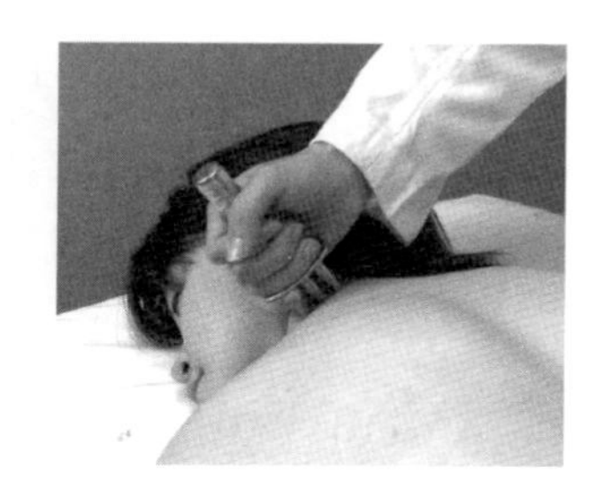

圖 3 - 14　對頸部進行震壓

9 運用三粗棒的排酸板，對於病人的背部肌膚進行刮療，可使前述一至八小步驟中，浮出至皮下淺層的酸性物質，加速經由汗腺排出體外（圖3-15）。

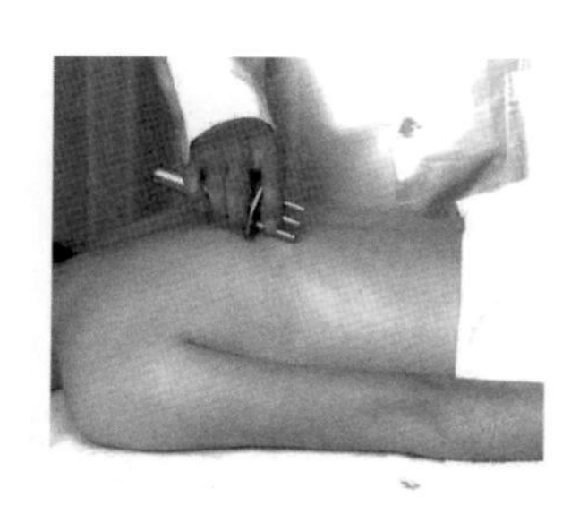

圖 3 - 15　對背部進行刮療

排酸療法的第二個步驟，是針對病人的腿背面位進行震壓。這個步驟，可以再細分成四個小步驟。

1 運用三粗棒針對病人的小腿背面肌肉由腳踝至膕窩上方進行震壓（圖 3 - 16）。

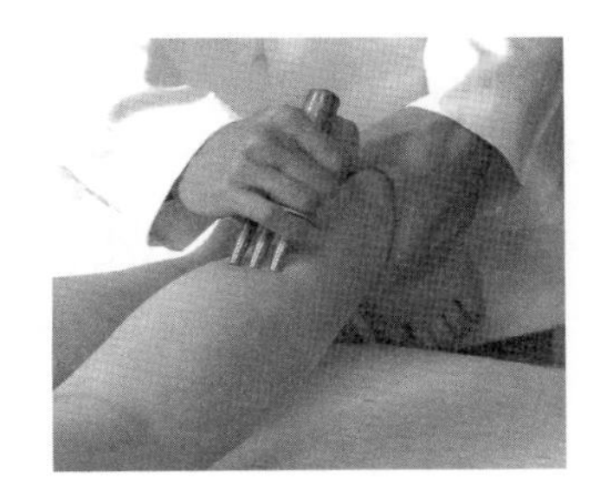

圖 3 - 16 對小腿背面進行震壓

2 運用三粗棒對於病人的大腿背面肌肉進行震壓（圖 3 - 17）。

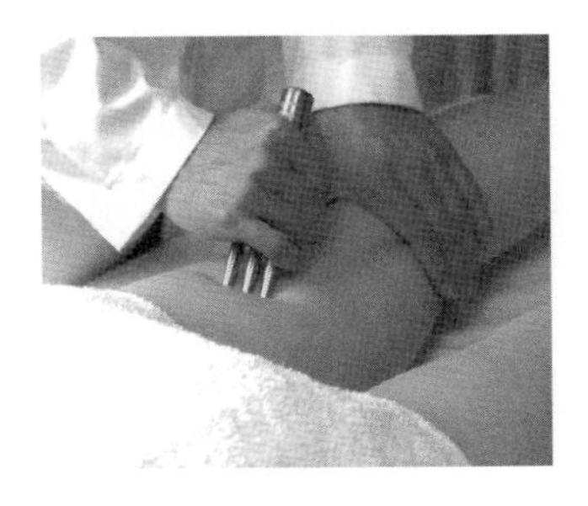

圖 3 - 17 對大腿背面進行震壓

3 用三粗棒對病人的腳跟向上用壓法。

4 運用排酸板對於病人的腿背面肌肉進行刮療，使前述一至二小步驟中浮出至腿背面皮下淺層的酸性物質加速經由汗腺排出體外。

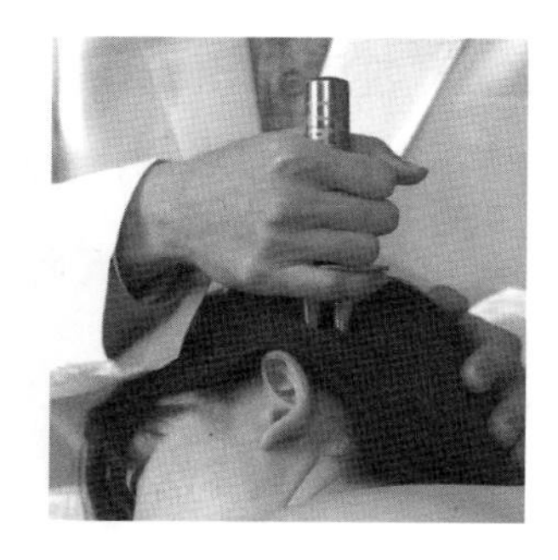

圖 3 - 18　對後腦進行震壓

排酸療法的第三個步驟，工作者必須站到病人的頭部前方位置，用二粗棒以較短促的方式，針對病人的後腦部位進行震壓（圖 3 - 18）。

排酸療法的第四個步驟，是請病人翻轉至正面，平躺於工作床上，以對病人的腿部正面部位進行震壓。這個步驟可再細分成六個小步驟。

1 是運用三粗棒針對病人的小腿正面肌肉進行震壓。

2 將三粗棒「側單」，沿著病人的小腿脛骨外側邊緣劃下，排除小腿的外側肌肉與脛骨的沾黏現象（圖3-19）。

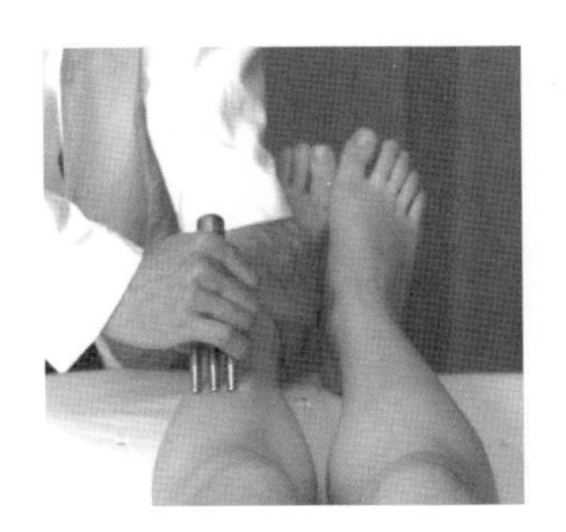

圖3-19　分離脛骨與肌肉的沾黏

3 運用三粗棒針對病人大腿正面的肌肉進行震壓。

4 將病人的腿部彎曲，運用三粗棒針對膝蓋部位進行震壓（圖 3 - 20）。

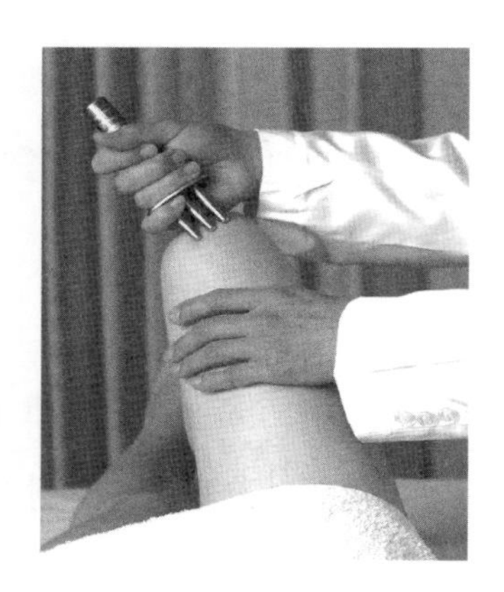

圖 3 - 20　對膝蓋進行震壓

5 用排酸板對大腿、小腿正面部位肌肉進行刮療，以使前述一至四小步驟中浮出至皮下淺層的酸性物質加速經由汗腺排出體外。

6 運用三粗棒於病人的腳背進行壓法（圖 3 - 21）。

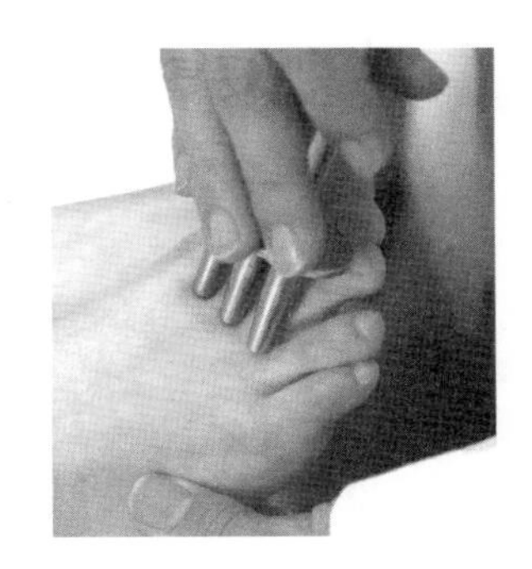

圖 3 - 21　對腳背進行壓法

排酸療法的第五個步驟，是對於病人的上半身正面部位進行震壓。這個步驟可以再細分成九個小步驟。

1 運用三粗棒對於病人的腹部進行震壓，此時應先用較慢且深壓的方式，從病人腹部的一側引導至腹部中央，再從另一側引導至腹部中央（圖 3 - 22），然後再進行震壓。

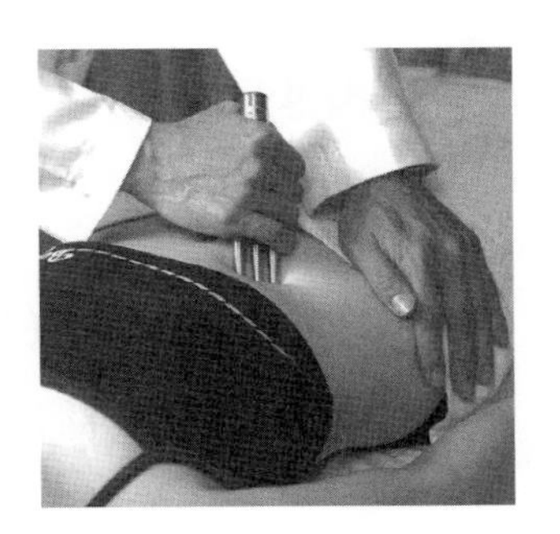

圖 3 - 22　對腹部進行震壓

2 運用三粗棒從病人的臍下 5 吋至胸骨上凹處進行震壓。

3 將三粗棒「側單」，沿著病人肋骨間的縫隙進行震壓，以使肋間內、外肌的沾黏現象排除。

4 運用三粗棒沿著病人的胸部周圍肌肉進行震壓。

5 運用三粗棒對於病人胸部側面靠近上臂部位的肌肉進行震壓。

6 運用三粗棒，從病人的腕關節部位到手肘，對於下臂肌肉進行震壓。

7 運用三粗棒，從病人的肘關節部位到肩膀，對於上臂肌肉進行震壓（圖 3 - 23）。

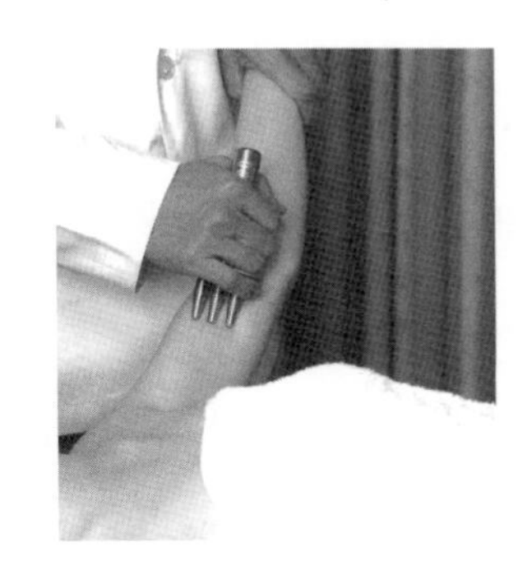

圖 3 - 23 對上臂肌肉進行震壓

8 運用三粗棒對病人的頸部及肩部肌肉進行震壓。

9 運用三粗棒的排酸板，對於病人的上半身正面部位肌肉進行刮療，以使前述一至八小步驟中浮出至皮下淺層的酸性物質，加速經由汗腺排出體外。

排酸療法的第六個步驟，工作者必須站到病人的頭部前方位置，以方便對於病人的臉部肌肉及頭頂進行震壓。這個步驟可以再細分成兩個小步驟。

1 運用二細棒，對於病人的臉部肌肉進行震壓（圖 3 - 24）。

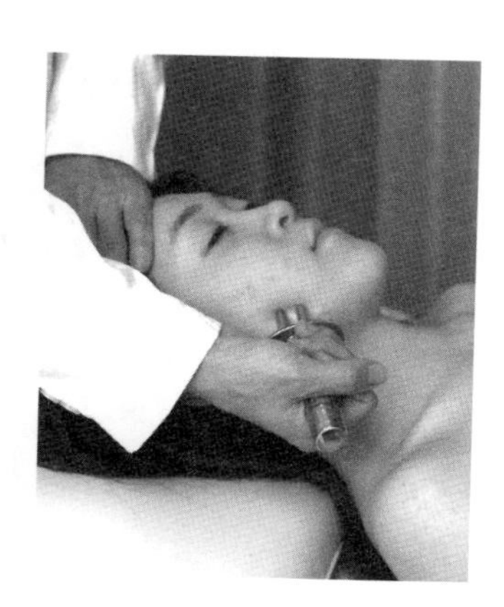

圖 3 - 24　對臉部進行震壓

2 運用二粗棒以較短促的方式對於病人的頭皮部位肌肉進行震壓（圖3-25）。

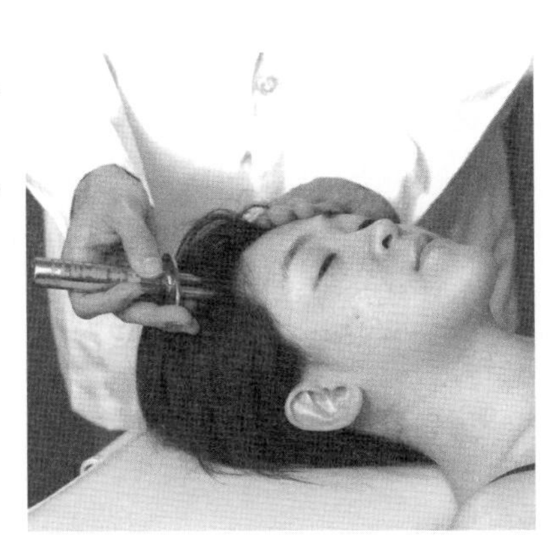

圖 3-25 對頭皮進行震壓

排酸療法的第七個步驟，必須請病人向他的左方側臥，以方便針對他的身體右半側部位肌肉進行震壓。這個步驟可以再細分成五個小步驟。

1 運用三粗棒針對病人的右腿外側部位肌肉進行震壓。

2 將三粗棒「側單」，沿著病人右側肋骨間的縫隙進行震壓，以排除肋間內、外肌的沾黏現象（圖 3 - 26）。

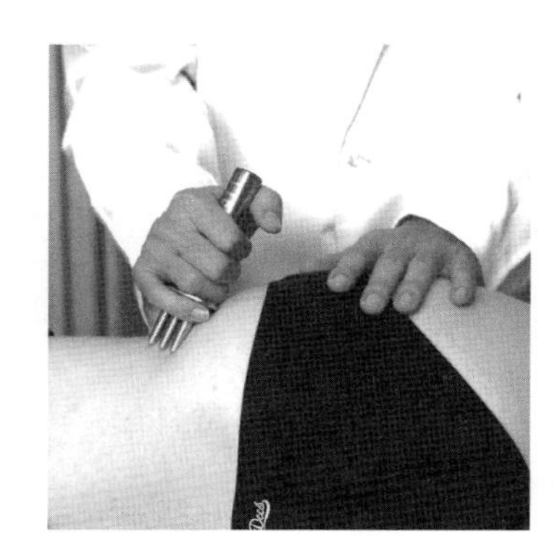

圖 3 - 26　對腰、肋外側進行震壓

3 運用三粗棒針對病人的右上臂側面部位肌肉進行震壓（圖3-27）。

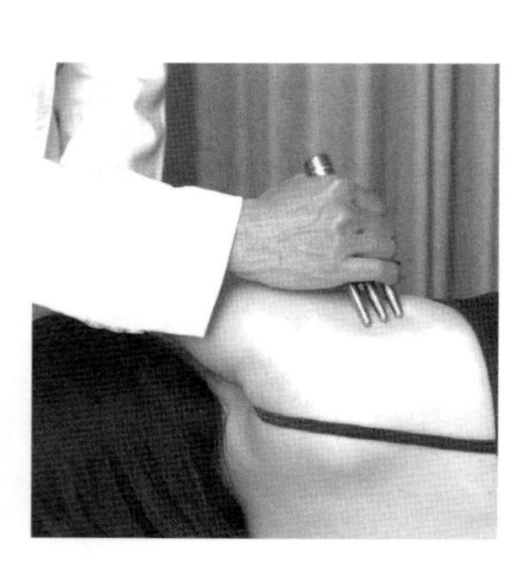

圖 3 - 27　對上臂側面進行震壓

4 運用三粗棒針對病人的頸部右側部位肌肉進行震壓。

5 運用三粗棒的排酸板，針對病人的身體右側部位肌肉進行刮療，以使前述一至四小步驟中浮出至皮下淺層的酸性物質，可加速經由汗腺排出體外。

排酸療法的第八個步驟，必須請病人向他的右方側臥，以方便針對他的身體左半側部位肌肉進行震壓。這個步驟也可以再細分成五個小步驟，其方式與第七個步驟的五小步驟相同，所以不再重複說明。

進行完上面步驟後（圖 3 - 28、3 - 29），應該要請病人深呼吸數次，以使被震散後浮至皮下淺層的酸性物質，能夠加速被微血管吸收，並透過呼吸、汗液、尿液、糞便等方式排出體外。

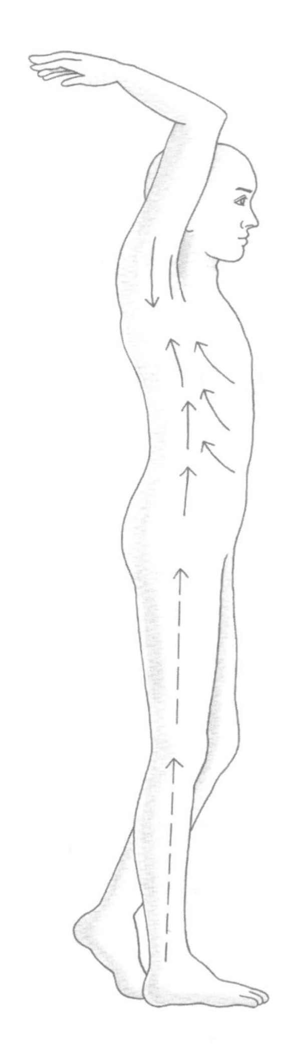

圖 3 - 28　標準排酸順序（一）

······>：觸感式排酸　－－→：一般震壓

▬▬➔：肌肉豐厚處加重力量

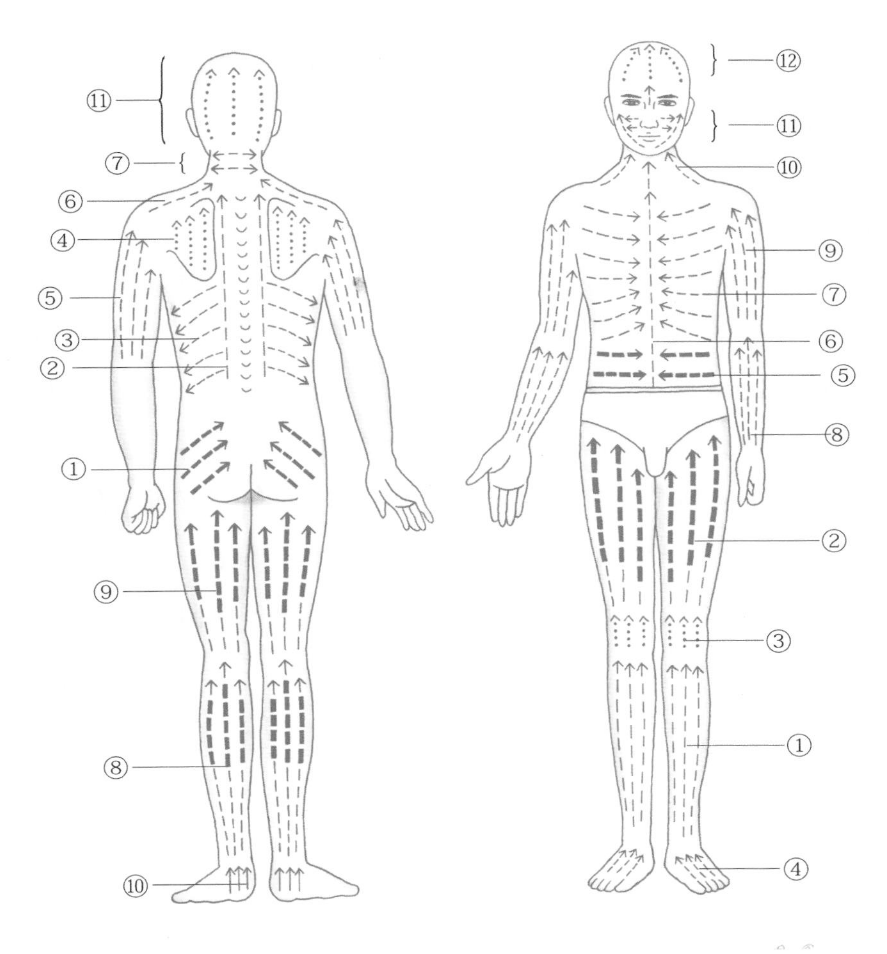

圖 3 - 29　標準排酸順序（二）

排酸祕訣

感應線

中醫有經絡與穴位，西醫有神經；排酸則有感應線。

沿著感應線使用震法或壓法，可以影響特定器官或組織的功能。像是用觸感式排酸處理一些眼睛及鼻子問題，可以沿著其感應線處理（圖 3 - 30）。而由臍下約 5 吋到胸骨上凹處的直線，及在乳下約第六、七肋間隙的橫線，我稱為十字感應線（如圖 3 - 31）。排酸過程中，若震壓十字感應線，可促進肌肉、神經傳導，提升身體前面的排酸效果，也可延長療效。還有泌尿、生殖系統的一些問題，可藉由大腿內側的感應線來調整（如圖 3 - 32）。

（A）眼睛的感應線

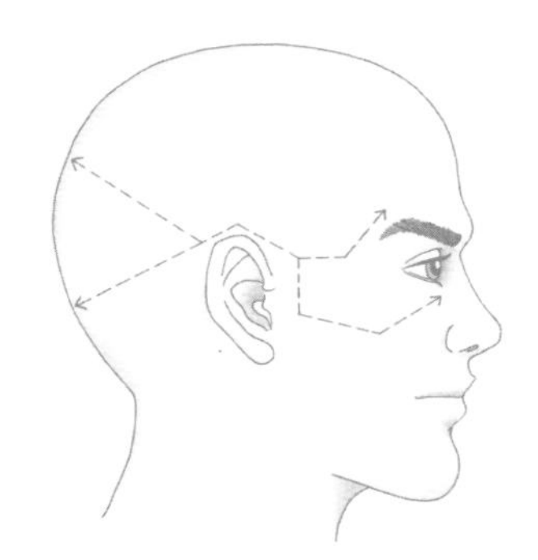

（B）鼻子的感應線

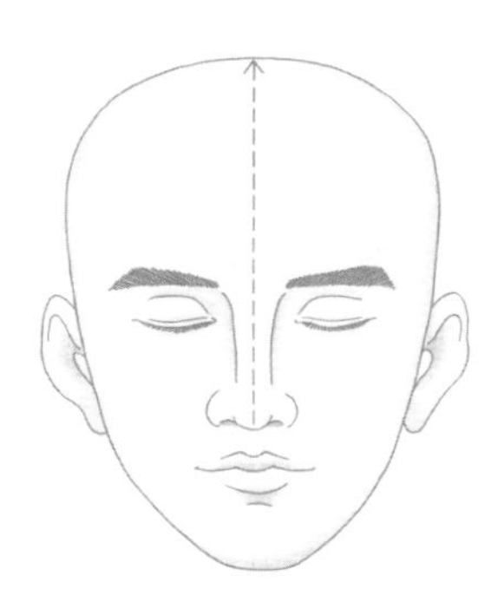

圖 3-30　眼睛和鼻子的感應線

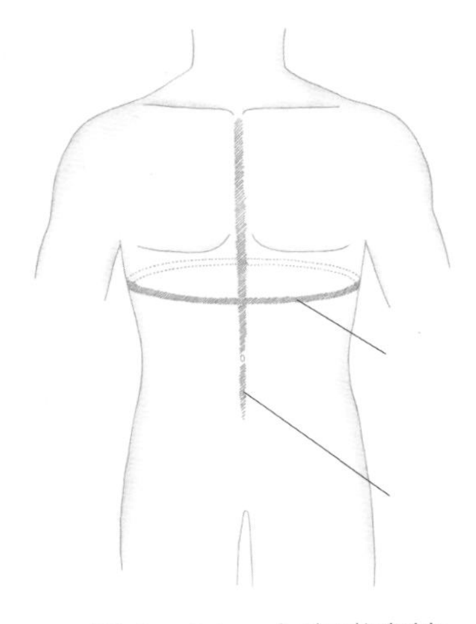

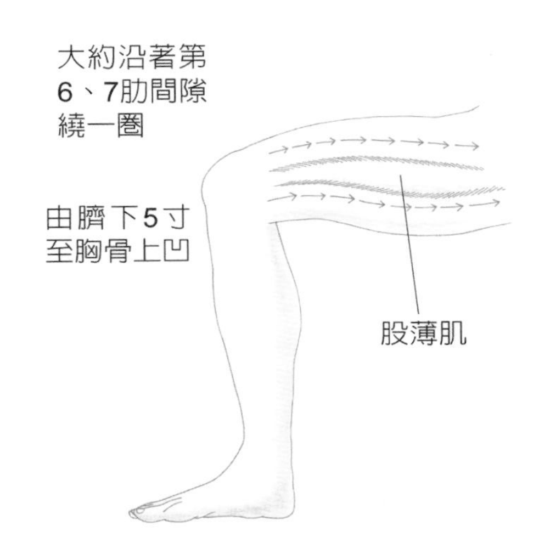

圖 3 - 31　十字感應線

圖 3 - 32　大腿內側的感應線

另外就是帶狀疱疹，一開始身體可發現距離很近的 2 ～ 4 粒鮮紅色疹子，而且感覺會癢。若在開始疼痛前排酸，處理相關肋間隙的位置，避開疹子，繞身體一圈用刮法處理，可在相關肋間隙顯現一條紅色感應線。因爲將毒素由較大面積的皮膚散出，而不是集中在幾個點，如此可使疱疹不再惡化，病情好轉；而原先出現的疱疹，則會結痂後形成褐色斑痕，要等到一至二年左右才會消失。否則若等到開始疼痛則來不及，往往會痛苦一至三個月。

斜頸

有些兒童或少年在看電視時，頭總是歪一邊，家長還以爲是斜視，但是帶去眼科檢查卻又正常。其實他們的問題是斜頸而不是斜視。原因是頸部兩側胸鎖乳突肌張力不平衡。通常一檢查，便可發現頸部一側肌肉較緊繃或有沾黏，同時其上下延伸的肌肉也是如此。排酸小組的王贊勳，當年在大陸的醫院實習，就曾幫有斜頸問題的嬰兒用推拿處理頸部，但是效果緩慢；而排酸則是全身震壓後，再對該側緊張的肌肉處理，就可使狀況明顯改善。

脛骨前肌沾黏造成 O 形腿

背部的骶棘肌若與脊椎骨沾黏，會使脊椎向該側彎曲；而小腿脛骨旁的脛骨前肌若與脛骨沾黏，時間久了會因拉扯而使脛骨彎曲，而成爲 O 形腿（如圖 3 - 33）。只要使用引導的手法，將其沾黏分離，就可解決。

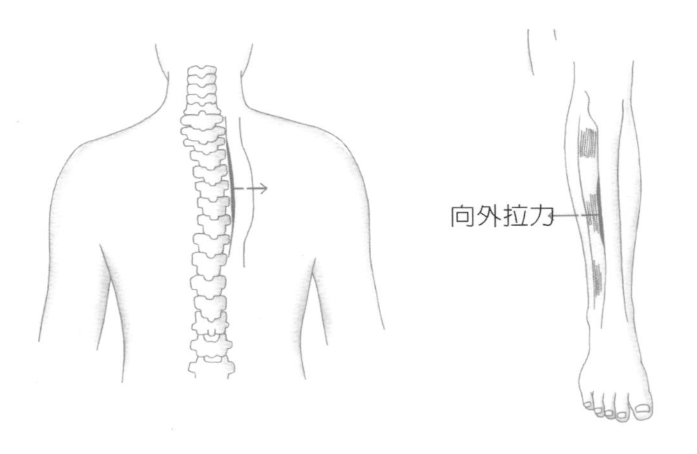

圖 3 - 33　肌肉沾黏造成骨骼變形

頭痛

常見的頭痛，除了因爲感冒造成外，若是長期緊張或受過外傷，甚至手提重物，都會使頭部肌肉拉緊而引起頭痛。時間一久，甚至會使顱骨變形。

眼睛無法閉合

很多人的眼睛閉起來的時候，上下眼瞼無法完全閉合，這時可以從耳後的感應線來處理。

手麻測試

以左側爲例，左邊的肩膀自然垂下，頭盡量側偏向右肩，若左邊的手麻因此減輕；左邊的肩膀再聳肩，頭盡量靠近左邊肩膀，若左手麻的情形因此加重，則表示手麻的問題與頸椎有關。

人體試驗

在做過的人體試驗中，我曾經比較：刺激三陰交與大腿內側對於子宮頸的影響。我教學生自己與她的親戚實驗，分別刺激這兩個位置，然後學生藉由內診，感覺子宮頸的變化。結果刺激三陰交時，沒有反應；而刺激大腿內側，子宮頸則明顯上下蠕動。可見就是因爲能使子宮頸活動，才使月經不順的婦女，排經順暢。

排酸療法的生理反應

進行排酸時，由於震壓肌肉，所以有酸存在的地方會特別痛，不過隨著酸逐漸減少，疼痛也會降低，因此病人要有心理準備。一般人在經過排酸療法的保健後，身體都會出現一些常見的生理反應，這些反應包括：身體疲倦、精神興奮、火氣大、口臭、口乾舌燥、皮下瘀青、皮肉疼痛、起疹子、口渴、汗味加重、尿液味道加重、糞便味道加重、腹瀉、排黑便、排濁尿、排氣、出現痠痛感等現象。這些生理反應會因爲每個人的體質及病症不同而有所差異，有些人也可能不會出現任何反應，只會感到很舒服或很輕鬆。如果於排酸之後，身體出現這些生理反應時，不需過度緊張，只要稍微休息數日，就會自然消失。關於這些常見的生理反應，以下分別加以說明。

身體疲倦

排酸療法是一種被動式的肌肉及內臟運動，因此大多數人在經過排酸後，通常都會有類似激烈運動後的疲勞感。一般建議於排酸後不要立刻工作，至少也要讓身體放鬆 30 分鐘。如果情況允許，當天最好能夠充分休息，不要從事過於粗重的勞力工作，以讓肌肉有足夠時間休息調整。基本上只要能夠增加睡眠及休息時間，疲勞感就會很快地消除。

精神興奮

在經過排酸後，有些人會感到精神狀態比平時更爲興奮，這是因爲震壓的動作會刺激到人體的肌肉及神經系統，同時會活絡內分泌及循環系統的運作，而使人體感到興奮而有精神。這就像是久未運動的人在運動過後，會因爲血液循環加速，而感到神清氣爽一樣。不過這個時候要注意，不要因爲精神興奮就減少睡眠及休息時間，相反地，此時更應該要多補充水分並多休息，才不會在幾天之後感到更加疲累。

火氣大、口臭、口乾舌燥

排酸療法會促進人體的新陳代謝效率，因此有些人可能會出現火氣大的症狀，例如：口臭（排除蛀牙、食物殘渣遺留在牙縫等原因）、口乾舌燥等。發生這些現象毋需擔心，只要記得多補充水分、多休息，數日後症狀就會自然消失。

皮下瘀青

排酸時因爲直接對病人的肌肉進行震壓，所以不健康的微血管很容易因爲受到震壓而被破壞，排出累積在內的瘀血，並在皮下形成瘀青現象。這並非力道不當所致，只要記得多休息並多補充水分，等到數日後，經人體的新陳代謝作用，皮下瘀青的情況就會逐漸消退。一般而言，如果病人的肌肉組織及微血管的鈣化情況較爲嚴重，震壓過後較容易出現皮下瘀青的情況；此外，在進行過多次排酸後，皮下瘀青的情況也會愈來愈少。

皮肉疼痛

排酸療法的方式是直接在人體的皮膚及肌肉進行震壓，因此排酸過後，病人難免會有輕度的皮肉疼痛感發生。此外，被震壓而浮至皮下淺層的酸性物質如果一下子累積過多，由於人體無法在短時間內透過汗腺及循環系統將這些酸性物質完全排出體外，因此也可能產生暫時性的皮肉疼痛感。有這種症狀的病人，通常在經過多次排酸後，疼痛感就會慢慢減輕，因爲持續性的排酸會使病人每次浮出的酸性物質變少，不會再因爲突然累積於肌肉表層而引發皮肉疼痛。

起疹子

透過震壓使埋藏於深層的酸性物質被打散後，有一部分會透過汗腺分泌的汗液排出體外。不過如果這些要透過汗腺排出體外的酸性物質一下子代謝過多，則容易阻塞人體的毛細孔，而使皮膚冒出許多疹子。當出現這種情況時，只需靜待數日，讓毛細孔有足夠的時間將阻塞累積的酸性物質排出體外即可。

口渴

浮出至皮下淺層的酸性物質，一部分會透過汗腺分泌的汗液排出體外，一部分則會被微血管吸收至血液，並經由全身的循環系統，以呼吸、尿液及糞便等形式排出體外。當過多的酸性物質被吸收至血液時，可能因此而增加血液的濃稠度，使病人感覺到口渴。此時可以適量地補充水分，消除口渴感，同時使酸性物質加速透過尿液排出體外。

汗味、尿液、糞便味道加重

酸性物質會透過呼吸、汗液、尿液及糞便排出體外，因此排酸過後，除了可能會有口臭的情況發生以外，由於汗液、尿液及糞便中夾雜了比平時更多量的酸性物質，所以汗液、尿液及糞便的味道也會因而加重。出現這種現象時，代表長期累積於病人體內的酸性物質已經排出體外，有益於人體健康，所以不需擔心。

腹瀉、排黑便、排濁尿

排酸會強化病人的新陳代謝、刺激腸胃蠕動，因此可能會排出宿便。此外，如果腸胃較為敏感，有時還會出現腹瀉的情況。由於酸性物質會經由糞便及尿液排出體外，因此排酸過後，糞便的顏色會加深，尿液也會變混濁。如果病人出現排黑便或排濁尿的情況時，應該要記得多補充水分、多休息，並適度增加食物纖維的攝取。一般而言，病人在經過多次排酸之後，腹瀉、排黑便或排濁尿的情況就會漸漸消失。

排氣

經過排酸後，人體的內臟蠕動量可能會增加，而這會促使胃腸間累積的氣體排出體外。因此有些人在經過排酸後，可能會有較大量的排氣情況（放屁）出現，這種現象在經過數日之後也會自然消失。

背、腰、臀部出現痠感

有些人在經過持續排酸一至二個月後，在背部、腰部及臀部會出現明顯的痠感，維持時間則會依個人的體質狀況而有所不同，不過一般而言，大約會介於三天至三週左右。這是因爲人體在經過排酸後，神經傳導的功能開始活絡恢復，所以背部、腰部及臀部等部位才會出現痠感。病人只要多加休息，這種現象就會自然排除。

排酸小叮嚀

排酸後深呼吸可以：

1. 擴張胸腔。
2. 排出 CO_2（二氧化碳，酸的一種）。
3. 增加血中含氧量，促進肌肉生長。

一般而言，對於進行排酸後的病人，原則上都會建議多喝水、多休息。此外，適度的增加維他命 B 群的攝取量，以維持人體神經系統及新陳代謝功能的正常運作，也是重要的保健方法。

維他命 B 群無法由人體自行合成，必須靠食物或營養劑才能夠補充，其種類包括 B_1、B_2、B_3、B_5、B_6、B_9、B_{12} 及新發現的 PQQ 等。這些都是水溶性的有機化合物，對於人體的主要效用爲提升神經與肌肉的運作功能，促進碳水化合物、脂肪及蛋白質的代謝效率，執行氧化還原的作用以及製造紅血球等。在維他命 B 群中又以維他命 B_1、B_6 及 B_{12} 對於人體最爲重要，所以應該要特別注意這些營養素的補充。

維他命 B_1 即硫胺素，其主要功能爲增進人體腦部與心臟的運作、傳達神經刺激並使碳水化合物轉換成能量。一般可以由魚、黃豆、瘦肉、麥類或糙米等食物中取得。

維他命 B_6 即吡哆醇，其主要功能爲增進人體腦部及神經的運作、控制神經刺激、協助人體對於蛋白質的消化、促進免疫系統產生抗體、幫助人體產生紅血球、減少血管梗塞及心臟病的罹患率等，一般可由魚、蛋、瘦肉、堅果、菠菜、豆類、麥類、糙米等食物中取得。不過天氣寒冷時，僵直性脊椎炎或是帕金森氏症的患者則不宜攝取維他命 B_6。

維他命 B_{12} 即氰鈷胺，其主要功能爲增進人體中樞神經的正常運作、修復神經組織、協助人體產生紅血球、減少血管梗塞及心臟病的罹患率、避免憂鬱症的產生等。一般可以由肉類、魚、蛋、乳酪等食物中取得。而素食者尤其應該要注意維他命 B_{12} 的補充。對於排酸後的人，維他命 B 群的攝取量，以往建議服用高單位以增強效果；但是經長期觀察並請教專家後發現，服用劑量過多反而容易造成肝臟負擔，因此建議成年人的攝取量如下：B_1 50mg； B_6 50mg；B_{12} 50μg。

Part

04 課堂剪影

以下案例發生在95年7月起，位於文化大學推廣部忠孝分部的排酸初級班，當時有兩班共有四十多人；以及後來排酸中心進階班的二十多位學員。在眾多學員的見證下，當場操作，效果都是很顯著。

含著眼淚，帶著微笑！

居住美國的王先生，六十多歲，由於顏面神經麻痺，造成左眼無法閉上。晚上睡覺甚至必須戴上太陽眼鏡來保護眼睛，以免異物進入眼內，每天都感到很痛苦。在美國跑了幾家醫院，後來返臺，也去了國內知名的大醫院，但是情況依舊。後來他的朋友剛好正在學排酸，經我同意後，便帶他到課堂上請我看看。我在他全身酸累積的地方加以處理後，他的眼睛便能閉上，他的妻子看了之後，眼角泛著淚光，非常激動地對我說：「老師，我先生已經二、三個月無法閉上眼了，真的非常謝謝您！」我就開玩笑地說：「妳這叫做含著眼淚，帶著微笑！」

我的手臂可以旋轉了！

吳同學有一次上課時，帶他的女友一起來，因爲她的上臂只能往上舉，但卻無法 360 度旋轉。她也曾因此去找過醫生，可是沒想到醫生卻說：「手可以舉起來就好了，不會轉就不要轉。」聽了眞是令人啼笑皆非！

於是我就先請她上臺活動一下手臂，果然只能舉手無法旋轉。我只在她的頸肩附近按幾秒鐘，請她再旋轉看看，沒想到竟然活動自如，她驚訝地睜大眼睛對我說：「怎麼會這樣？」我就開玩笑地對她說：「妳剛剛不能轉是不是裝的？」結果全班哄堂大笑。

吳同學從事自然療法，本身也是美國自然療法醫師，課程結束時，有感而發地對我說：「自然療法可分爲有形的與無形的，就我所知，排酸療法可以算是有形之中最厲害的。」

可怕的大姨媽——經痛

經痛，是許多婦女揮之不去的夢魘。在每個月特別的日子中，總是疼痛不已，令人心情煩悶，甚至痛到在地上打滾，簡直生不如死。有一次在排酸教室上課時，周同學便因生理痛而難過不已，醫生曾告訴她，她的子宮後傾，除了吃止痛藥，沒有別的辦法。因此希望我可以幫她處理。我便在她的大腿內側加以震壓，藉由刺激神經，影響子宮頸位置，使經血可以順暢排出。果然 10分鐘後，她便在廁所發現月經來了，疼痛也頓時減輕許多。後來有一次上課時，高同學也帶著深受經痛困擾的盧小姐來找我，結果排酸後才 2 分鐘，月經就突然來了，連起身到廁所的時間都沒有，大家忙著將椅子拿去陽臺沖洗。同學們都很震驚，對於能夠親眼目睹排酸的立竿見影，大家都感到非常興奮。

排酸小叮嚀

子宮頸壓迫的症狀：痛經、月經排出不暢、經血暗黑或有血塊；或是經期剛開始時月經量少，數日後量大。

輕鬆的感覺，真好！

許先生也是初級班的學員，長期以來一直受到肌肉緊繃及全身無力等症狀所苦。二十幾年來，他找過多位醫生，每次醫生總是在他還沒說完病情，就把消炎藥及肌肉鬆弛劑的藥單開好，然後跟護士說：「下一位！」令他非常沮喪。許先生今年才 50 歲，由於肌肉緊繃導致他的體力衰弱，連半桶水都提不起來，更別說去工作了，因此他只好提早退休。許太太看到他這種情況，一直無法體諒，認爲這只是許先生在爲自己懶惰的習性找藉口。在經過漫長的身心煎熬後，有一天許先生在書店看到一本介紹排酸療法的書籍，於是馬上報名初級班的課程。

在上課時，我經常會邀請身上有病痛的學員上臺，以示範排酸的方式。不過由於預約上臺接受示範的學員太多，所以許先生一直到初級班結束時，都苦無機會接受排酸。但是在經過初級班的上課後，許先生已經更加確信，排酸可以幫助他解決長年以來的困擾，所以又接著報名進階班課程。我知道他的情況後，在進階班的第一堂課就安排他上臺接受示範。操作前，我先對許先生進行身體檢查，發現他肌肉緊繃的情況十分嚴重，因此對他說：「你這種奇怪的病已經有很長一段時間了，而且去看醫生一定沒有用，因爲他們不知道你得的是什麼病。」許先生聽了以後很激動的說：「對、對、對，老師您怎麼知道？我已經病了十多年，看了好多醫生，每次都開一樣的藥，吃了都沒有效果，所以後來我都不吃了。」我接著又說：「肌肉緊繃會導致你全身無力，所以你一定經常被別人誤會是在偷懶，對不對？」許先生聽到後當場眼眶中泛著淚水，哽咽地對我說：「對，我太太還說我都是在偷懶裝病。」

在經過排酸後，許先生覺得自己全身的肌肉都輕鬆了不少，而且經過測試，他發現自己的肌肉力量也比之前明顯增加了許多。許先生爲了將困擾他多年的病症解決，後來又接受了將近 10 次的保養。他原本緊繃僵硬的肌肉，現在終於變得柔軟、有彈性，而且收縮時也十分強健有力。

棒球誤我三十年！

曾學員家住屏東，四十多年前，當他10歲時，在一場學校的棒球比賽中，不小心被一顆界外球擊中左前胸部，後來不但造成他的左胸骨嚴重凹陷，也使他左半邊胸部的肌肉嚴重萎縮。因爲那場意外，三十多年來，曾學員非但無法抬頭挺胸，胸部一高一低，更慘的是心臟無力，只要站立過久，身體就會無法負荷。家裡開餐廳，身體卻虛弱到只能負責收錢，稍微費力一點的事都不能做，看遍中西醫都無效。爲了解決這個問題，經人介紹後，他每週特地大老遠的從屏東來臺北上初級班的課。

曾學員自從開始排酸後，由於消除肋間肌肉的沾黏，僵硬的局部肌肉終於被放鬆，原本凹陷的胸廓也總算膨脹起來，不再壓迫心肺。而循環改善，使得左半邊胸部的肌肉得到養分後迅速生長。經過幾次保養後，如今他終於可以抬頭挺胸，不會再出現胸部一高一低的問題，而且他的心肺功能提升，可以久站或久行，三十多年的悲慘歲月終於結束！他最後笑著說：「每週從屏東到臺北的路途雖然遙遠，但是非常值得！」

從3公分到1公分

有一次下課後，趁著同學大部分都已經離開，汪同學才走到我身邊不好意思的低聲對我說：「老師，我的外痔卡在肛門口，又腫又痛，可以請老師幫我處理嗎？」我就說：「可以呀，馬上就可以解決。」當時還有七、八 位女同學在，她們一聽到要示範，馬上就圍過來。我發現汪同學的外痔已經有 3 公分大，我就從大腿後方內側由下往上震壓，刺激神經傳導，以加強肛門周圍肌肉力量，促進靜脈回流。做了 5 分鐘，配合深呼吸及提肛，外痔縮小到只剩下約 1 公分大，而且一點也不痛了。

Part

05 臨床個案

哎呦，我的脖子差點白挨一刀！

翁先生，42 歲，從事汽車美容工作，從小胃口就不好，只喜歡吃零食及冷飲，所以一直都是又瘦又小，鄰居常在和翁媽媽聊天時開玩笑地說：「妳怎麼養兒子的，竟然那麼瘦？」翁媽媽也只能苦笑以對。

後來到了 96 年 6 月開始，翁先生常覺得手腳發麻，肌肉緊繃痠痛，於是常到藥房買痠痛藥布來貼，但是都沒什麼用。隨著時間增長，手腳麻木的感覺不但沒有比較好，反而愈來愈嚴重，手腳也漸漸沒力。工作時，老闆常忍不住叫他動作快一點，但他卻是心有餘而力不足；本來喜歡騎車兜風的他，也因此不敢再騎車了。爲了解決問題，翁先生便到附近診所看病，沒想到診所醫生檢查後，竟以設備不足爲由，無法確診，要他到大醫院做進一步的檢查。他心想，到大醫院去會花很多錢，所以算了，等過一陣子再說吧！

沒想到時間愈久，他的身體健康每況愈下。想多休息卻又失眠，看電視時卻又打瞌睡，整天頭昏昏的，上班時都得咬緊牙關硬撐著。也由於身體不舒服，脾氣變得很暴躁，回家後就一直窩在自己的房間，不想和任何人接觸和說話。到了 96 年 10 月，翁先生連行走都很困難，也嚴重到必須扶著牆壁走路，否則就會跌倒。這時他爸媽開始發覺不對勁，想問他怎麼回事，他又不說。直到翁爸爸在家中地上竟然發現有一小塊糞便，才知事態嚴重，逼問下才知兒子竟然大便失禁，於是趕快帶到慈×醫院檢查。經過 CT、MRI 等昂貴設備檢查後，判斷爲頸椎椎間盤突出及長骨刺，並壓迫到神經，必須馬上開刀。聽到這個消息，他的爸媽非常害怕，心想動頸椎手術可不是開玩笑，決定再找別家醫院，看會不會有不同的意見，於是又到了萬×醫院，醫生檢查後，爲求慎重，安排住院四天，以做詳細檢查，結果又做了 CT 和MRI。

在做了一連串檢查後，診斷結果還是一樣，必須動手術，否則將來可能會癱瘓，但是手術麻醉也有風險。在看診中，主治醫師還向實習醫師說明，這個病人是屬於椎間盤突出所造成的嚴重情況，唯有開刀才能治療，於是安排在 96 年 12 月 17 日上午 10：30 進行手術。

翁媽媽非常擔心，眼看兒子就要進行這麼高風險的手術，不知如何是好，醫師原本還說必須從臀部周圍取一塊骨頭來固定頸椎，但翁媽媽質疑，走路都已經搖搖晃晃了，再缺一塊骨頭不就更糟？醫師才說那就改用人工支架，但必須放在頸椎一輩子，而且術後還要戴頸圈二個月。翁媽媽很爲難，一個是不開刀會癱瘓，另一個是開刀又有風險，並且不保證一定會好。一想到家中經濟狀況又不是很好，萬一兒子有個什麼閃失，倆老還要照顧癱瘓的兒子，後果眞是不堪設想。於是到處聯絡親友，希望能有所幫助，結果，翁先生的舅舅曾跟我學排酸一段時間，看過一些特別的病症得到好轉，便馬上跟翁媽媽說：「怎麼不去找施老師呢？」於是跟我約好時間後，在 12 月 15 日向醫院請假，帶著要開刀的翁先生來找我。

一開門，就看到翁爸爸攙扶著翁先生進來，翁媽媽滿臉愁容地說：「施老師，拜託一下，幫我兒子看一看，不然我眞的不知該怎麼辦？」我安慰著她，也請她不要擔心，應該沒有那麼嚴重。邊說邊檢查時，發現底褲裡沾有糞便，我就問他是否打噴嚏、咳嗽或是小便量較多時就會大便失禁？他點點頭承認。所以根據我的觀察，他全身肌肉緊繃、萎縮沾黏，胸背肋骨明顯突出，深呼吸無法擴張等情況，判斷他的問題不在頸椎，而是全身累積太多酸性物質，阻礙神經傳導及血液循環，也引起內分泌失調，才使他產生走路不穩，手腳麻木無力，若站著閉眼，頭會暈並跌倒等症狀，也就是類帕金森氏症。為了證明，我就按照處理帕金森氏症的方法排酸，特別加強頭部，反而故意不處理頸部，做完後，他的手馬上不麻，也感到有力，叫他下床走走看，他可以在不用別人攙扶的情況下，自己下床和走路，於是我又請他閉上眼睛試試看，雖然有些搖晃，但是比起30分鐘前來說，現在簡直是好太多了，翁媽媽見到兒子明顯進步，非常高興，他們回去後立刻辦出院，決定改由排酸處理，第二次來時，走路時更穩，而且大便失禁的情況也不再發生，心情方面也愈來愈好了。由於他有一些帕金森氏症的症狀，因此經過一段時間的保養，情況穩定後，改由他那位曾經跟我學過排酸的舅舅繼續幫他保養，以免情況惡化。

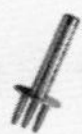

帕金森氏症

最近遇到在某醫院接觸帕金森氏症多年的周醫師，和王主編一起聊天的過程中聊到我這十幾年發現帕金森氏症的病患會因爲酸累積過多，有手部肌肉僵硬的狀況，我請周醫師回去看診時觸碰看看，他也表示帕金森氏症的病患雙手的確都相當僵硬，目前西醫大都以藥物的方式控制，但是大都是只能維持現狀，到後期還是會越來越嚴重。

排酸時除了全身肌肉一定要操作之外，更要針對頭部，手部做調理。不但可以使身體堆積許久的酸被加速代謝，更可以讓肌肉變得柔軟有彈性。

來自日本女孩的心聲

來自東京的上田京子，25 歲，由於雙腳長度差了2 公分，導致腰部疼痛，在日本看了許多醫師也都無法改善，還有醫師說將來可能會影響到內臟，令她有些擔心。後來到臺灣傳教，聽到教會姊妹提到排酸，抱著姑且一試的心態來嘗試看看。

檢查時，她的左腳較短，左邊臀部有硬塊，同時左半側肌肉狀態較不佳，推斷因爲臀部曾受過傷，導致左側腰部肌肉異常收縮，使得骨盆歪斜，進而影響到左腳長度，這就是肌肉、神經影響骨骼。我請她的朋友們仔細看她的腳，結果在臀部（重點：圖 5 - 1 的 C 區）震壓不到 5 秒鐘，雙腳便一樣長，她的朋友當場驚呼：「哇！腳變長了耶！」困擾她多年的問題終於得到解決。有鑑於她的問題已經十多年，現在又出門在外傳教，因此建議她日後小心，有需要再回來檢查。

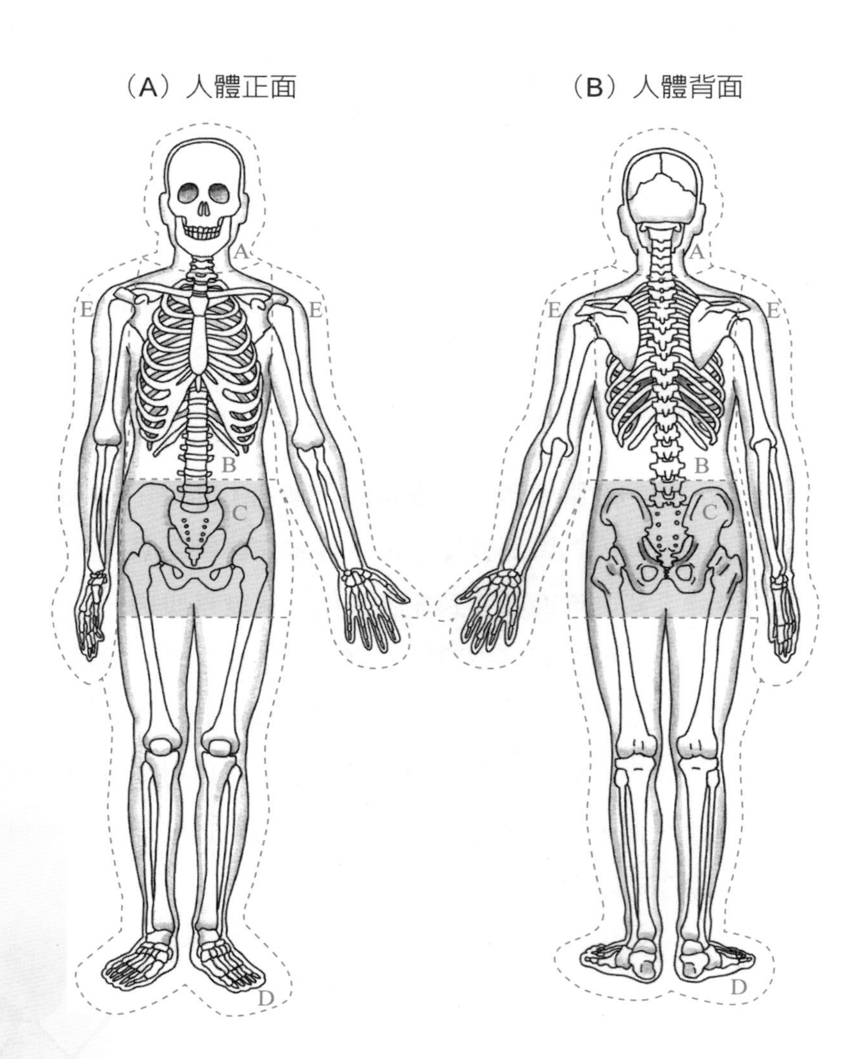

圖 5 - 1　長短腳的重點排酸區域（C區）

痛起來要人命的腰痠背痛

四十多歲的劉先生是新竹科學園區一家科技公司的專業研發人員，他的工作有很大的時間壓力，因爲一項發明如果稍微比別家公司晚了一步，可能專利權就會被對方申請走，那麼平日研發所付出的心血等於白費了。因此不分日夜地和時間賽跑，可說是劉先生的工作寫照。

電子新貴因爲工作時間長、壓力大，員工經常必須直接在公司洗澡、睡覺，而劉先生就是這些拚命工作人員中的一位。他除了要和時間賽跑、夜宿公司外，有時爲了趕某個研發案，甚至必須坐在電腦桌前徹夜不睡。久而久之，由於他沒有固定起來走動、活絡筋骨的習慣，身體便向他提出抗議，開始出現腰痠背痛。劉先生第一次來到我這裡時，曾經跟我表示，由於自己的身體狀況無法負荷工作需求，加上腰痠背痛十分嚴重，經常因此而無法入睡，甚至曾經一度想要放棄年薪三百多萬的研發工作。不過經過我的勸導並對他的背部肌肉及相關神經進行震壓幾次後（重點：圖 5 - 2 的 B、C、D 區），他的症狀已經得到改善，不會再有疼痛到無法工作或入睡的情況發生，辭職的念頭也就此打消。也因爲深深認同排酸的功效，他二十多年來仍持續每週進行身體保養。

排酸小叮嚀

對於腰部疼痛的患者，其產生原因可因搬重物、久站久走及性行爲過度造成。因爲上半身的負荷會經由脊椎、骨盆、腿、膝再傳到腳，因此不論何種原因的腰痛，都從腳開始排酸。

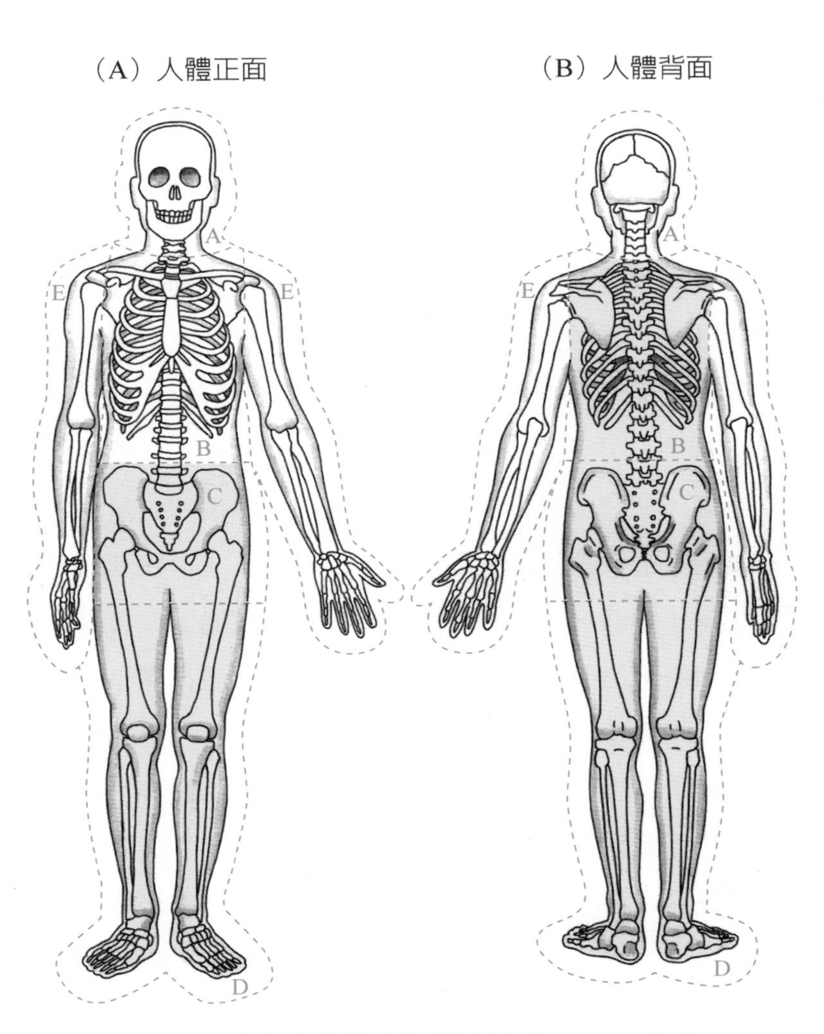

圖5-2 腰痠背痛的重點排酸區域（B、C、D區）

時啊！運啊！命啊！

脊椎側彎是許多病人開始接觸排酸療法的原因，96年 9 月才進入高雄某大學就讀的張同學就是其中一例。張同學在國小四年級時曾不小心跌坐在地，之後就一直不舒服；站一會便渾身難過，坐著嘛，又一直扭來扭去，怎麼坐也坐不舒服。到了國小六年級去看醫生，才發現是脊椎側彎。由於是家裡的獨生女，父母愛女心切，便到處尋找中、西醫及各種物理治療的幫助。每到一處總是耐心治療數月至一年左右，沒有效，才再找別的方法。就這樣，除了開刀，能試的各種方法幾乎都試過了，甚至也嘗試聲波技術治療，三個月花了十幾萬仍無效。正値花樣年華的張同學，爲此感到非常苦惱！2007年 5 月，張同學有一天隨意翻閱家中訂的舊雜誌，無意間竟然看到 2007 年 1 月份的長春月刊中，提到排酸療法可處理脊椎側彎！她看了文章內容，感到很有希望，於是到處查詢，終於在部落格上查到地址，自己便親自前來。當我爲她檢查身體狀況時，發現其右腰明顯凹陷，我就對她說：「妳的腰凹下去，會使妳很不舒服，不過這個問題不難，只要做過後，肌肉很快就會長出來。但是妳的腰椎旋轉錯位，這就很麻煩。」我本來看她年紀小，自己一人來接受保養不太妥當，叫她下次帶父母來，我才幫她做。由於她非常相信我所說的，不斷堅持要排酸，我只好勉強答應，但前提是下次必須帶大人來了解。第二次她與母親一起來，她很興奮地說：「我發現腰那邊的肉長出來了！」由於效果明顯，她便密集保養；先是一週 2 次，之後才改成一週 1 次。經過二、三個月的保健後，張同學左右腰的肌肉已趨於平衡發展，脊椎側彎的情況也大幅改善。後來因爲到南部求學，偶爾會有體育活動，加上新長出的肌肉組織還不穩定，所以每隔二、三週仍會回來保養。

以張同學脊椎向左側彎（從病人的背後角度看呈「C」形側彎）的病例來看，當她在出現脊椎側彎以前，右上背部的骶棘肌會先與脊椎沾黏，對脊椎上段（胸椎部位）施以向右拉扯的力量；右腰部的肌肉會呈現收縮凹陷，左前腹部的肌肉則會呈現無力鬆弛。由於左前腹部肌肉無力鬆弛，病人的左前肋骨下緣會開始呈現外翻狀態，左側胸廓弧形變爲較圓鈍，左髂前上棘會突出；右前肋骨則會呈現內陷狀態，右側胸廓弧形變爲較尖銳，右髂前上棘較不明顯。

在張同學的病例中，爲了使她向左側彎（「C」形側彎）的脊椎回歸至正常形狀及位置，第一步必須使其右腰部凹陷的肌肉放鬆並生長，因此在操作時，必須先針對與凹陷肌肉相對的左側背部肌肉進行震壓。處理右側時，凹陷的右腰則不處理。其次，爲了使她右上背部的　棘肌與脊椎的沾黏現象分離，也必須用單棒以壓法處理。同時側面的排酸對脊椎側彎非常重要，不可忽視（重點：圖5-3的B、C、D區外側）。

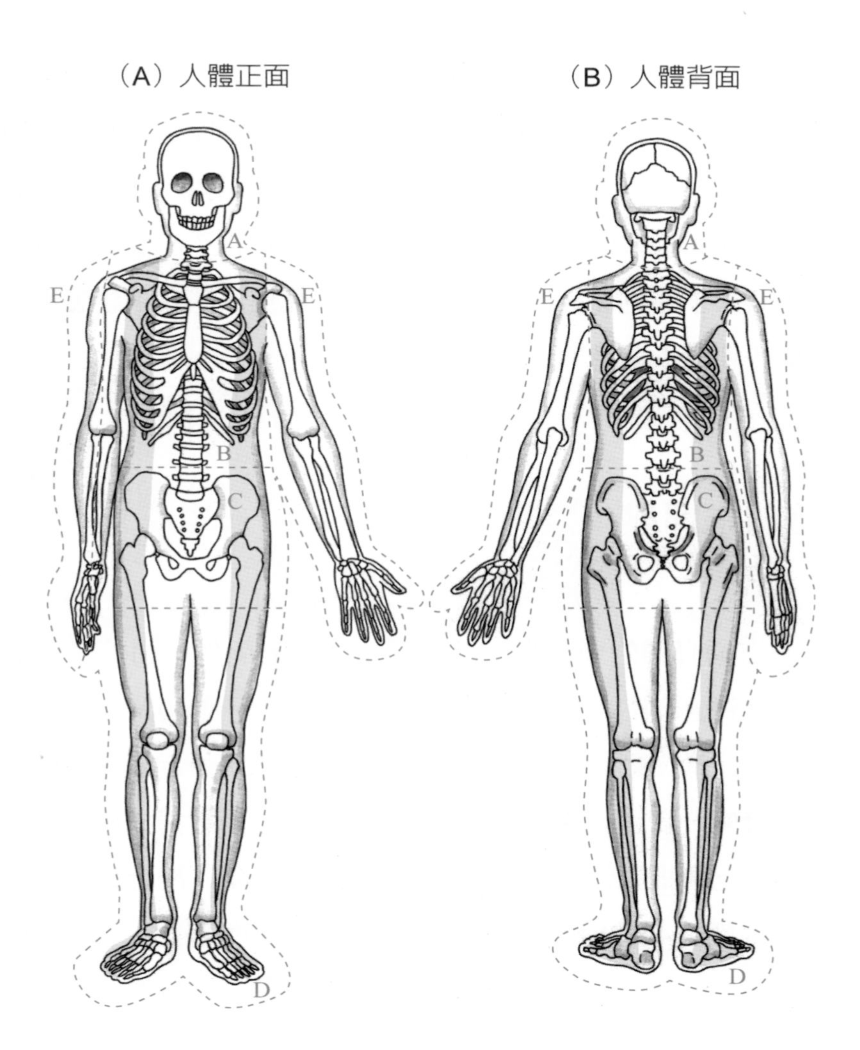

圖 5 - 3 脊椎側彎的重點排酸區域（B、C、D區外側）

後來張同學談起自己之前爲了解決這個問題，不知看了多少醫生，受了許多折磨，不禁眼眶泛紅。但是樂觀開朗的她，隨即很得意的說：「我爸帶我到處看都沒效，我自己找的就有效！而且雜誌還是爸爸訂的，竟然沒看到；雖然已經晚了四個月，還是被我發現！」看她歷經波折，最後終於找到健康，我不禁感嘆：「時啊！運啊！命啊！」

落跑的椎間盤

來自通宵鎮的于先生，從事業務行銷的工作。由於業務需要，常常到處奔波。原本身體都還不錯，但是過了 40 歲之後，開始覺得不一樣。剛開始只是常常覺得容易疲倦，最近漸漸覺得右腿常常發麻，腳也有些無力感。到了醫院經過斷層掃描檢查後，才發現自己腰椎間盤突出。醫師建議可以先吃藥，配合復健，若嚴重就要開刀。然而復健幾個月，幾乎沒有效果。在一次法會中，和師兄談到此事，師兄就建議他可以試試排酸療法。於是就約了時間，專程北上進行檢查。

我看他走進來，就發現他的眼睛一大一小，肩膀一高一低，表示問題不單是在局部。結果一檢查，在背部看到右腰因無力而隆起，臀部萎縮，而且有一個硬塊。正面則看到右胸廓外側陷下，深呼吸胸廓無法擴張。觸診發現肝區變硬，腹部有硬塊。我就跟他說：「你的肝不太好，而且肺部受到壓迫，若到高山上容易得高山症。」他連忙說：「沒錯，我的肝指數一直波動，而且之前去西藏時有出現高山症。」他還透露，由於是單親爸爸，兩個小孩年紀都還小，爲了自身的問題非常惶恐，怕萬一失去工作能力就無法照顧他們。我便安慰他：「其實你的問題沒有那麼嚴重，不用擔心！因爲依肌肉、神經影響骨骼的理論，你的右腰肌肉無力，加上右胸廓因肌肉收縮沾黏而變形，使身體兩側力量不平衡，腰椎承受過大壓力，才造成椎間盤突出。」我將他臀部及腿部的酸以震壓處理，再將肋骨間的沾黏用傳導的方式清除後，請他深呼吸，胸膛明顯有起伏；他一下床，就發現右腳力量增加，肩膀兩側的高低差也減少。經我提醒，他一照鏡子，才發現右眼也變大了。他對於變化之快感到非常訝異！

椎間盤突出，排酸時應該針對其脊椎兩旁肌肉、肋骨肌肉、腰部肌肉及大腿外側肌肉等處進行震壓（重點：圖 5 - 4 的B、C、

D 區）。于先生從此更了解自己的身體；後來又接受幾次保養，原先的症狀也大為減輕。由於他的體質佳，恢復得很快，我就建議他多休息，注意營養，等到有需要再來保養，否則每次到臺北要開那麼久的車，對身體也不好。

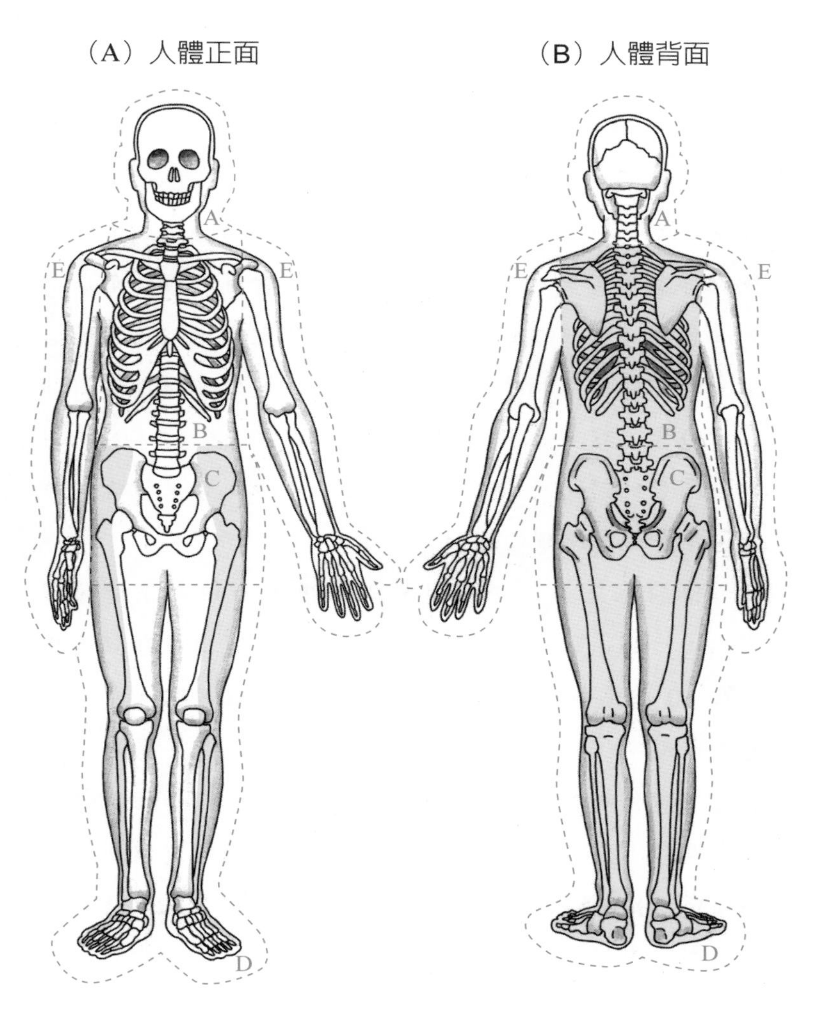

圖 5-4　椎間盤突出的重點排酸區域（B、C、D 區）

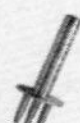

椎間盤突出

人體的中樞神經包括腦與脊髓，腦是由顱骨包覆保護著，脊髓則是由一節節的脊椎骨包覆保護著。爲了減少每節脊椎骨間的磨擦，脊椎骨之間會有一個圓盤狀的軟骨作爲緩衝，這就是椎間盤。椎間盤的中心是由富含水分的膠狀物質所組成，周圍則是由層層的彈性纖維組織所包覆。當脊椎骨周圍的肌肉無力、失衡時，容易引發椎間盤的變形或異位，如果因而壓迫到脊椎附近的神經，就會形成所謂的椎間盤突出。

椎間盤突出主要可以分成兩種，一種是頸椎間盤突出，一種是腰椎間盤突出。頸椎間盤突出以前認爲出現在 50 歲至 60 歲的人身上，但是依我的經驗，年齡層有下降趨勢，同時外傷及運動傷害也會造成。患者大多會有頸部僵硬、肩膀及肩胛骨痠痛、手臂或手指麻痺、肌肉痙攣、四肢無力等症狀發生；腰椎間盤突出則一般出現在 20 歲至 50 歲的人身上，患者通常會先出現下背痛，然後再沿著坐骨神經，形成臀部、大腿後外側、小腿外側及腳底部位的痠痛麻痺。

僵硬的背

鄒先生患有僵直性脊椎炎，每當發作時，早上總是會被背部的疼痛給痛醒，然後背部會特別僵硬不舒服；等到活動一陣子之後才會改善。如果去南部出差，車坐太久也會不舒服。看了醫生，就只能吃止痛藥及肌肉鬆弛劑。他總是痛到受不了才吃，算一算，平均一個星期就必須吃一次藥。如此過了十多年，也習以爲常。然而近幾個月，肚子常不舒服，容易脹氣，經檢查，才知道是因長期服藥造成胃炎。爲了不要使病情惡化，除了吃胃腸藥之外，原本僵直性脊椎炎的藥就不敢再吃；但是頂多撐到兩個禮拜，就痛到受不了，還是得吃。後來脖子也開始不舒服，本來以爲是落枕，但是換了枕頭，也自己按摩好幾次，情況都沒改善。

有一天，以前的朋友打電話給他，得知他的情況後，就介紹他來。我一檢查，發現他背部肌肉僵硬，肋骨間隙也因爲開始累積酸性物質而有些不明顯；脖子的問題，其實是因爲最近天氣變冷頸部受寒，使僵直性脊椎炎的病情惡化所造成；上腹部及右肋下方發現肝部也有硬塊，表示肝和胃不正常。他聽我這麼一講，才說健康檢查發現有脂肪肝。還有長期吃藥已經造成胃炎。

排酸時，由於是第一次，許多酸累積的硬塊，被排酸棒震壓到時，都令他感到很痛，不過等一會兒再震壓同一部位時，疼痛的感覺就減輕許多，令他頗爲驚奇。我就告訴他因爲酸變少了，所以就不會那麼痛，這也是排酸爲什麼效果快，能立竿見影的原因。

僵直性脊椎炎排酸的重點，在背部脊椎兩旁的肌肉、肋骨間隙、肩胛骨及周圍和肩部（圖5-5的B、C、E區）；胸部則是肋骨間隙和胸肋關節。至於他脖子不舒服，則是因爲背部第8胸椎右邊的肌肉受到酸的影響造成。他才恍然大悟地說：「難怪我在頸部及肩膀附近又揉又按都沒用！」我馬上在該處震壓，然後請他再活動一下脖子，不舒服的感覺竟然就沒了，令他嘖嘖稱奇！我最後又叮嚀他平時要注意保暖，因爲寒冷會使僵直性脊椎炎的病情惡化。而且運動稍微激烈就容易使肌肉發炎，所以建議他只能溫和地活動，例如暖身操之類的。

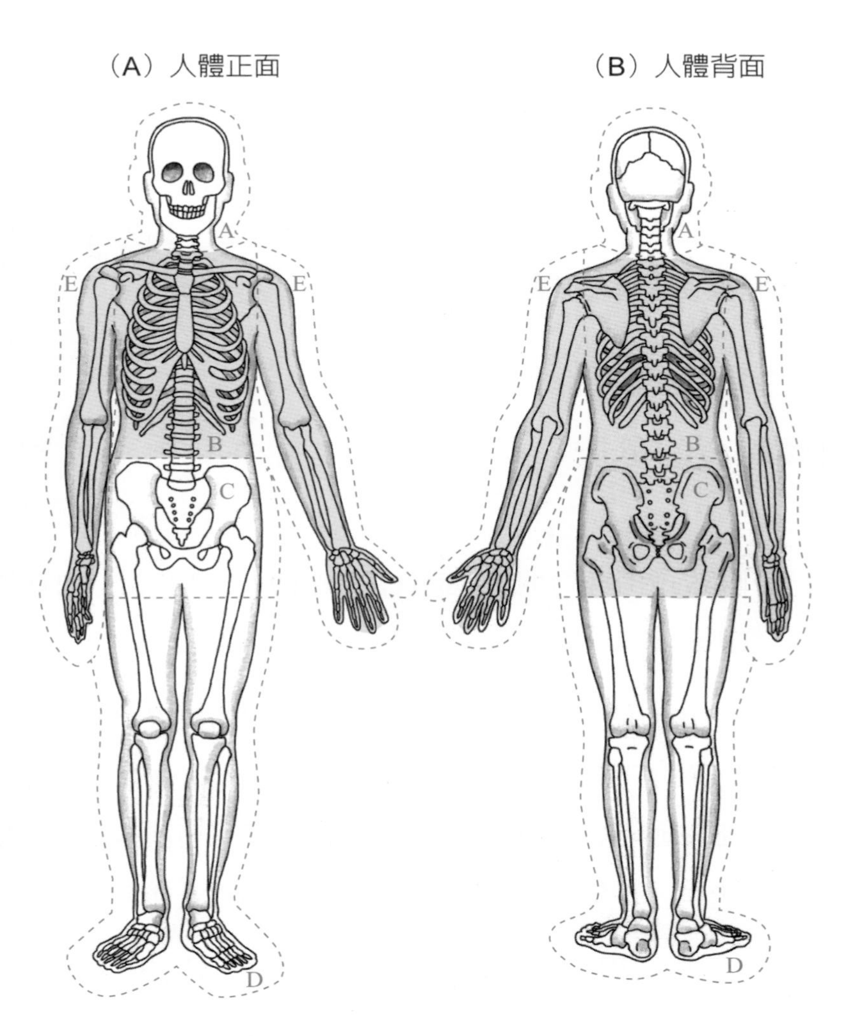

圖5-5 僵直性脊椎炎的重點排酸區域（B、C、E區）

鄒先生經過排酸後，背部輕鬆許多。隨著持續保養，現在他已經好幾個月沒吃僵直性脊椎炎的藥，胃腸也因爲沒有藥物刺激而痊癒。雖然天氣較冷的時候，早上會有些不舒服，但是整體來說，比起以前算是好很多了。爲了不再依賴藥物，鄒先生後來有需要的時候便會前來保養。

彎腰駝背的危機

錢小姐的個性十分開朗，而且又熱心助人，工作之餘如有閒暇，則會到教會從事傳教服務，向世人介紹信仰。

不過可惜的是，由於錢小姐從小就有駝背的習慣，而且頭經常低低的，長年下來，使得她每次抬頭都會感到十分費力，朋友還開玩笑地說她是縮頭烏龜。除此之外，她一直還有胸悶、下巴內縮、咬合不正、兩頰痠痛、嘴巴張開會發出喀喀聲等奇怪症狀。

錢小姐的母親是排酸初級班的第一屆學員，她在經過排酸之後，不但解決原本婦科的問題，皮膚也變得更加白皙有光澤。由於對排酸療法充滿信心，所以錢小姐的母親爲了女兒著想，每次要來排酸時，都會力邀女兒同行。

起初，錢小姐由於身體沒有感到什麼不適，而且也已經習慣了自己身體的異常狀態，所以總是以工作忙碌爲由推託，不過因爲母親一再力邀，有次終於勉爲其難地答應與母親同行。我在幫她檢查時，我發現她的下巴內縮、兩頰痠痛、頭無法上仰、左肩胛骨突出、雙肩呈現內縮；此外她的頭部肌肉、頸部肌肉、胸鎖乳突肌、腿部肌肉，以及身體側面的肌肉均呈現緊繃狀態。對於這種症狀，排酸時應該要先對病人的全身進行震壓，然後再對於其頸部及周邊部位加強震壓（圖 5 - 6 的 A、B、E 區）。

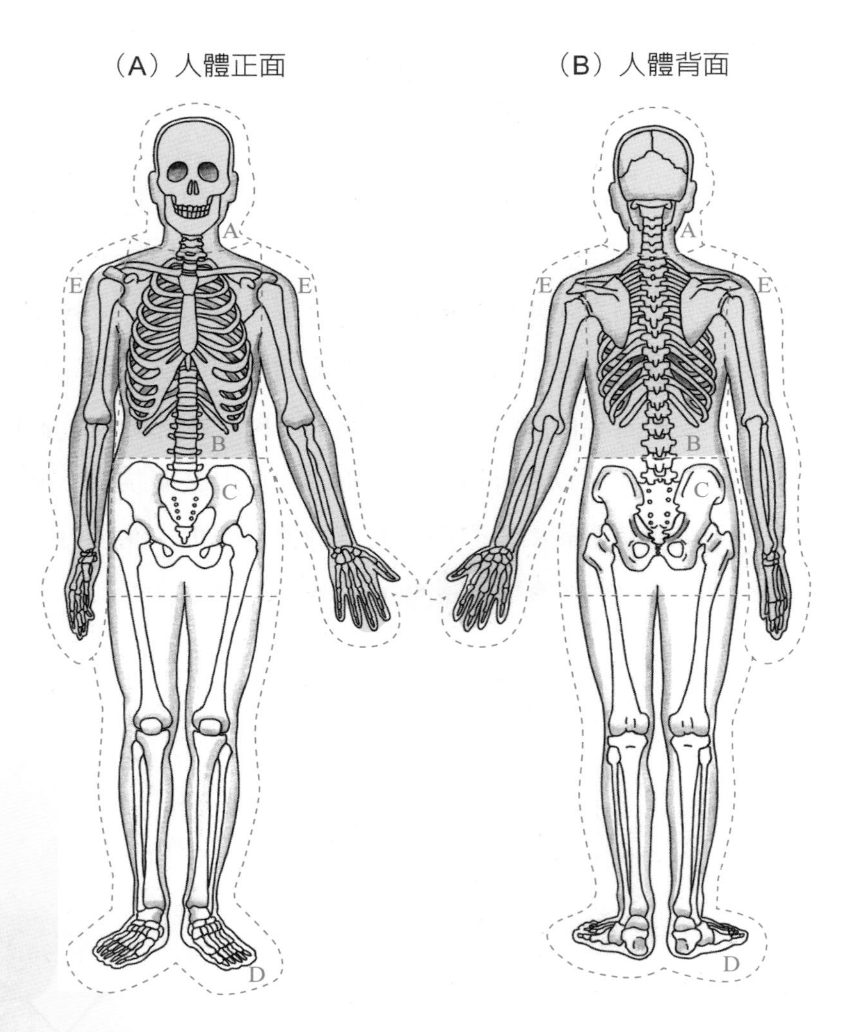

圖 5-6 彎腰駝背的重點排酸區域（A、B、E 區）

經過排酸後，錢小姐張口時已經不會再像以前那麼痠痛，彎腰駝背的情況也改善了不少，她的同事們看到她內縮的下巴長出來後都感到十分驚訝。此外，錢小姐以前每次想要彎腰摸地時，指尖頂多只能觸碰到大腿的一半左右，不過在每次排酸後，錢小姐彎腰時的指尖與地面的距離變得愈來愈近，每次大概可以縮短約一個手掌的長度左右，這代表錢小姐身體的柔軟度也因爲排酸而持續改善。

排酸小叮嚀

1. 彎腰駝背也有可能引發胃痛，這是因爲控制胃酸分泌的神經被脊椎壓迫所致。
2. 有些下顎突出或內縮的問題，可以藉由排酸調整頭與頸部的肌肉來改善。

肌肉緊繃的傷害

黃同學是臺北市某所私立高中的籃球隊隊員，他平常除了看電視轉播的美國職業籃球比賽外，課餘時間和隊友到籃球場上打球，可說是他生活中最大的樂趣。

為了在籃球場上有更好的表現，除了平常的練習以外，他還會做相當多強化肌肉的訓練，例如：跑步、仰臥起坐、伏地挺身、舉啞鈴等，幾乎是他每天必做的基本運動。

不過由於每天都要承受這麼多的訓練，久而久之，他的腿部肌肉開始出現痠痛以及嚴重的緊繃現象，而且就算經過長時間的休息，也無法將肌肉回復到原先的柔軟狀態。緊繃的肌肉除了會造成他的不適外，也嚴重影響到他在籃球場上運球跑步時的流暢及速度。

肌肉緊繃現象大部分都是起因於肌肉過度疲勞，這種情況特別容易出現在長期緊張及高運動量的人身上，例如：運動員、勞力工作者等。當肌肉組織劇烈運動時，容易造成肌肉的局部代謝功能下降，使肌肉得不到氧氣的充足供應。此時肌肉內無氧代謝的產物——乳酸，就會大量產生並累積在肌肉中。

如果人體只是偶爾運動，乳酸還可以經過休息而得到適度的排除，不過如果過度運動的現象是長期且經常性地發生，乳酸就很容易累積在皮下深層。一旦出現了這種現象，就算經過長時期的休息，也無法將累積的乳酸經由微血管完全吸收排出，漸漸地，這些酸性物質就會在體內累積成酸性液體、酸性固體或酸性晶體。這些酸性物質除了會造成肌肉緊繃以外，還會壓迫到人體的神經系統及循環系統，造成疲倦感、不舒適感以及相關病變。

排酸小叮嚀

1. 一個人的肌肉如果長期緊繃，會不斷消耗體內能量，使身體容易疲勞。
2. 小孩的頸部肌肉如果緊繃，容易造成內分泌異常，使其青春期提前一、二年出現。而且由於發育太早，骨骺會提前閉合，使他日後身高偏矮。

黃同學的症狀爲腿部肌肉出現嚴重的緊繃，而且還出現容易疲勞、肌肉發脹、疼痛等現象。經過檢查後，我告訴他，爲了使過度負荷的肌肉有足夠的時間休息，並讓酸性物質順利排出體外，他必須暫時停止籃球隊的訓練活動。

當他聽到我這麼說時，一開始十分地不願意，因爲他說籃球是他的最愛，只要一天不打球，他就會覺得渾身不自在。看到他如此堅持，我再次解釋，僵硬的肌肉除了會造成疼痛感之外，還可能因此而壓迫到神經系統，並阻礙人體循環系統。長期下去，等到肌肉鈣化嚴重，運動不靈活時，再處理就沒那麼容易了。當他明白了問題的嚴重性後，才承諾暫時停止運動。

對於肌肉過度緊繃的病人，必須在排酸時針對病人的全身進行震壓，使其全身上下互相牽連的肌肉均能得到伸展放鬆。許多人以爲黃同學只有腿部肌肉緊繃，只要針對腿部進行震壓就好，但這是不正確的，因爲如果只針對緊繃的肌肉進行處理，就算它能因此得到相當程度的放鬆，但是最後仍會因爲受到其他相牽連肌肉的牽引，而使原本已經放鬆的肌肉再次回到緊繃狀態，所以正確的做法，應該要就緊繃部位及周邊相牽連部位一併進行震壓。

排酸時，如果發現病人身上有局部肌肉硬塊或是特別僵硬的情況，應該要將排酸棒「側單」，運用單支震壓桿，針對該處肌肉硬塊或是僵硬肌肉進行震法，以使酸性物質被打散，利於被微血管吸收或經由汗腺排出體外。

黃同學在經過排酸保健後，腿部肌肉緊繃的症狀已經明顯排除，他說現在全身的柔軟度變得比以前好很多，之前不能做的動作，現在都可以做到，跑步運球時也不會再有不順暢或伸展不開的感覺。除了肌肉痠痛感明顯變少外，精神狀況、注意力及讀書效率也都提升不少。

排酸小叮嚀

青少年在發育時期如果肌肉過於僵硬（特別是腿部肌肉），會影響身高的發展，可以藉由排酸來改善肌肉狀態。

肌肉緊繃雖然可以透過排酸加以排除，不過如果能在事前多加注意預防，也可有效避免肌肉緊繃情況的發生，這些預防的方式包括：

1.運動至一定程度後，記得要適時休息，不要讓肌肉突然承受過多的運動量。

2.不要長期反覆做同一種動作，以免該部位肌肉過度使用。

3.運動結束後，可以透過簡單的按摩方式使肌肉放鬆。

4.運動前應做適當的暖身操。

熬夜久坐的職業傷害

在信義區一家會計師事務所擔任查帳員的何小姐，每年一到工作旺季，就必須連續熬夜將會計帳冊趕製出來。持續性的工作與時間壓力造成她精神緊張及憂慮，睡眠時間與運動量也都十分不足，長時間下來，她發現自己全身各處的肌肉都開始出現痠痛情形，而且覺得非常疲倦。

雖然服用止痛藥可以稍微減緩疼痛，但是只要一停止用藥，疼痛的情況又會開始出現。後來她愈想愈不對勁，在找了幾家診所後，醫生才告訴她，她得的是肌肉纖維疼痛症。

肌肉纖維疼痛症又稱作纖維肌痛症，發病時，病人的枕部、頸部、肩部、胸肌、腰部、大腿、四頭肌等處的肌肉或韌帶，可能都會出現疼痛、壓痛及僵硬感。此種症狀較容易出現在工作壓力大、睡眠不足、精神緊張或憂慮抑鬱的人身上，而且女性的機率比男性來得高一些。

由於此疾病的症狀是呈現漸進式發展，發病初期的症狀並不明顯，所以常常會被病人或醫生忽略，而被誤認爲是一般的腰痠背痛。輕微的肌肉纖維疼痛症有可能因爲工作壓力的減輕而自然消除，不過日後如果再面臨到工作壓力，仍然很有可能反覆發生或以漸進的方式逐次加重。

何小姐由於認爲服用止痛藥是一種治標不治本的方法，沒辦法根本地解決她全身肌肉的問題，因此透過網路資訊向我求助。

以排酸的角度來看，肌肉纖維疼痛症其實就是皮下的酸累積過多。排酸時，由於她的肌肉一碰就痛，表示皮下淺層已經累積不少酸，這時必須先用刮法，使酸經由毛細孔以氣態的方式直接排出。如果連刮法都痛得受不了，則還可以先用手摩擦皮膚，以減輕疼痛感，然後才用刮法。操作時注意不要太用力，以免肌肉受傷。我同時建議她回去之後多休息，不要太累，隨時注意自己的身體，不要太緊張，以免降低療效。何小姐經過排酸後，肌肉疼痛的情況已完全消失，不會再因爲身體的不適而影響到查帳工作的進行。每當連續幾天太累，身體又開始不舒服時，她便知道要來保養以排出過多的酸，而不再依賴止痛藥。

高度緊繃的工作壓力

高先生45歲，是一位資深的新聞記者，由於新聞工作非常重視時效性，常常要在很短的時間內完成一篇既正確又翔實的報導，所以總是承受著很大的工作壓力。

由於長期處於高度緊繃的工作環境中，高先生開始出現持續性的偏頭痛及肩膀痠痛症狀，睡眠品質、情緒穩定性及腸胃功能等也都陸續出現失調情況。

直到 96 年 8 月，他無意間發現自己左右兩側肩胛骨的附近，都各出現一個痠痛點，而且痠痛感似乎是以痠痛點爲中心，向外以放射狀的方式，擴散到他的枕部及手臂。

經過檢查，我認爲他的問題屬於肌筋膜痠痛症。他的肌肉較硬，而且有萎縮的現象，表示長期緊張，使得酸不斷累積，造成肌肉得不到足夠營養；而胸膛無法隨著深呼吸起伏，身體一直處在缺氧的情況，而使酸累積得更快。排酸處理方式，也是先用刮法，再用震壓（重點：圖 5 - 7 的 A、B、C 區）。背部先從臀部做，而正面胸腹部則要先打開十字感應線。由於此病常會造成肋骨間隙的肌肉沾黏，進而使胸廓無法擴張，因此必須對肋骨間隙再處理。這幾種病，如僵直性脊椎炎、筋肌膜疼痛症、肌肉纖維疼痛症，雖然症狀類似，但是排酸時的方法卻不同。高先生雖然剛開始幾次排酸時都很痛，但隨著酸逐漸減少，疼痛也愈來愈輕。自從進行排酸後，頭痛及肩膀的痠痛感已大爲減輕，睡眠品質及腸胃功能也愈來愈好，精神也變得更好。

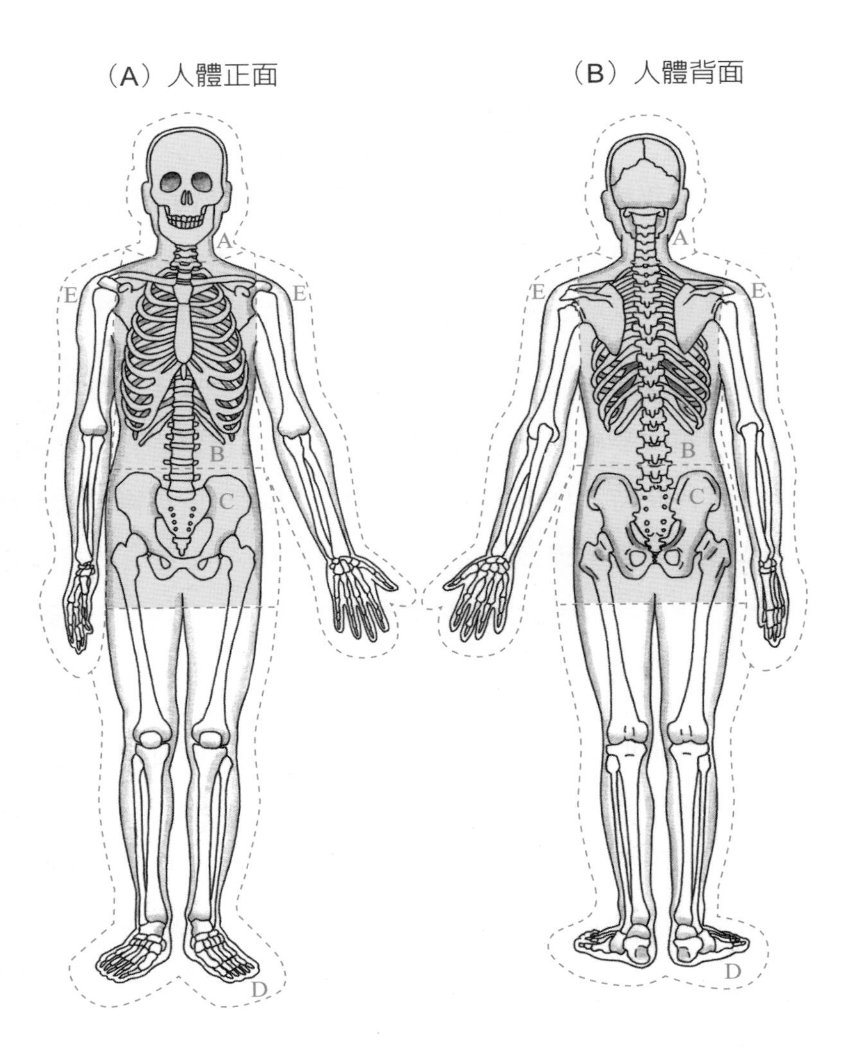

圖 5-7 肌筋膜疼痛症的重點排酸區域（A、B、C 區）

施氏肥胖症

林同學今年剛滿21歲，就讀於臺北縣一家技術學院，她的身材十分肥胖，而且大腿及上臂肌肉都呈現水狀，也就是當用手去摸它時，感覺不像是在觸摸肌肉，而像是摸到水狀的東西。

林同學原本以爲自己只是一般的肥胖症，但是久而久之，她發現自己很容易感到無力或是疲倦，有時甚至累到好像靈魂出竅似的；洗澡時特別痛苦，因肌肉無力，洗起來就很慢，加上洗澡時動作較多，常會感到心臟無力，好像要休克似的。去醫院檢查，醫師也無法判斷她究竟得的是什麼病。後來經過家人的朋友介紹，才尋求排酸處理。

施氏肥胖症的特徵爲病人的肌肉呈現水狀，而且經常容易感到無力或疲勞。它通常會使女性提前發育，初經約 11 歲左右就來，在一、二年中迅速長高，之後就不再增加；而且快速肥胖，明顯看起來就比同學大一號。可能是因爲此時女性的內分泌容易失調，而形成施氏肥胖症。同時動作比較遲鈍，快不起來，否則就會感到身體負荷不了。此種病人因心肺功能差，如果突然劇烈運動，很有可能引起急性心臟衰竭。

排酸時，要針對病人全身肌肉進行輕度壓法。在操作時，需注意排酸棒只能單向劃過，不能以來回的方式；更不能用震法。就像在做豆花一樣，當尚未凝固完全時，不能亂動。同時每天要配合採用等長收縮的方式鍛鍊，也就是局部肌肉用力 10 秒，一天 3 次，這樣肌肉便可以逐漸結實，否則對身體只有害處而無益處。

林同學在經過幾次排酸後，肌肉的力量逐漸增加，不再稍微動一下就氣喘吁吁的。而且手臂和大腿的肌肉幾乎縮小了一圈，她說感覺自己整個人變得輕盈了。不過變瘦實際上只是水狀肌肉緊縮後的結果，排酸療法並不強調瘦身功效。

排酸小叮嚀

施氏肥胖症的病人，通常心肺功能較差，因此不宜搬動重物，也不宜從事過於劇烈的活動。平時可以練習局部肌肉收縮，以慢慢增加肌力。

施氏緊繃症

王小姐是一家私立醫院的護士，平日工作非常忙碌。長期以來，她都是瘦巴巴的，感覺就像是皮包著骨，無論怎麼吃都無法增胖。

此外，王小姐還經常會感到全身疲勞無力，因此曾經向不少醫生求助，無奈的是，由於一般醫學對於這種症狀較無研究，在經過檢查後，醫生大多無法判斷王小姐得到的是什麼病，有些甚至認爲她根本沒有病，所以大部分都是建議她多休息、適度釋放壓力，並避免過度疲勞。

由於一般醫學無法解決王小姐的困擾，她開始尋找民間推拿、SPA、指壓等方式的幫助，不過經過幾番嘗試後，結果都不盡理想。

王小姐的情況是屬於施氏緊繃症，我在排酸中心已經見過大約二十幾個這種症狀的病人。排酸時要就病人的全身進行震壓，以活絡神經並促進新陳代謝，刺激肌肉生長。王小姐在經過排酸後，症狀已有明顯改善，現在身上的肌肉不會再呈現瘦巴巴、皮包骨的情況，王小姐也不會再經常感到疲憊無力了。

坐骨神經痛之苦

洪太太與李太太是多年好友，而且兩人都深受坐骨神經痛所苦。洪太太每次痛起來就無法行動，連要下床、上廁所都沒有辦法，心情也大受影響，覺得好像要得憂鬱症。因此每當打聽到哪裡有高明的醫師或是民俗療法，她們都會相約一起去求醫。但是多方求醫的結果，換來的卻是一次次失望。有一天，洪太太和多年不見的舊同事聚會，閒談之中，得知洪太太正爲病痛所苦，同事就很熱心地帶她來讓我檢查。

我發現她的臀部肌肉鈣化嚴重，形成一大硬塊，她說爲了減輕痛苦，吃了許多止痛藥。坐骨神經痛常在神經經過部位發現硬塊，就是這些酸造成疼痛。但排酸時不能只針對這些地方震壓，仍必須全身保健，增加全身的新陳代謝能力，如此硬塊才可較快消失。

經過幾次保養後，硬塊逐漸變小，疼痛也愈來愈輕。有一次她提到她的好友也爲此病而痛苦不已，我就問她：「那妳爲何不帶她來？」她說：「我們失望太多次了，現在說她可能不信，等我完全好再帶她來。」我就說：「那就來不ㄑㄧ了！」結果沒多久，她的好友就因承受不了長期病痛，竟從五樓跳下自殺。好友的丈夫得知洪太太的病好了很多，便怪她爲何不早說？洪太太委屈地說：「我才好了九成，想說等全好了再說，免得她不信。」好友的丈夫不滿地說：「被騙那麼多次，多被騙一次會怎樣？」

結論：誰對？誰錯？只能說是命也！

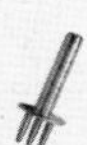

坐骨神經痛

當年這本書出刊兩年後，有一位篤信佛教的王老太太，因為車禍的關係，導致她多年來坐骨神經痛，每坐個五分鐘就得站起來，站個五分鐘又想坐回去，就這樣反反覆覆的度過每一天心情也好不起來，到醫院檢查看起來沒問題，但每天這樣坐坐又站站的，她老公在旁邊看電視都覺得好煩，但又無可奈何，就這樣拖了六、七年，不但跑遍各大醫院診所，中藥西藥也都試過就是無法解決她不舒服的狀況。直到有一天朋友給她這本書，當時後面有附檢查體驗券，她才想說來試試看好了。我稍微局部檢查一下後，發現她臀部的大腿神經周遭嚴重沾黏，所以我沿著大腿神經到坐骨神經都幫她調理一下後，請她當場測試一下都沒有問題，當時她兒女陪著一起過來都覺得很神奇，還叫她媽媽站久一點坐久一點看看，就這樣前後測試了半小時都沒有再痛了，但是我跟她說回去撐多久不知道，畢竟這是多年所累積的，必須經過幾次的操作讓肌肉慢慢恢復彈性，那天要離開的時候剛好遇到主編王小姐來找我，她對於王老太太的狀況相當好奇也跟她聊了一下。後來第二次來的時候她很高興的跟我說，那天第一次做完回去後她故意坐在她老公旁邊不講話，老公想說奇怪怎麼回來後都不吭聲？難道又沒效？最後忍不住問了她，她才興奮的說：我已經好了啊，然後喜孜孜地告訴他整個調理過程。之後她再來個第三還是四次，我看她狀況不錯，就跟她說好了就可以不用來了。

一到下午就突然發燒的原因

錢小姐是桃園人，每天一到下午，她的身體就會突然發熱，由於她對這種情況感到十分困惑且緊張，於是開始到各大醫院進行全身檢查。在經過一系列的檢查後，各醫院醫師的診斷意見卻讓她非常失望，有的醫院說找不出病因，有的醫院說這種情況根本不能算是疾病，也有一家醫院表示這或許和血癌（白血病）有關係，但是卻又無法確定和錢小姐的體溫異常升高之間有什麼關聯。

經由初級班學員的介紹，錢小姐來進行排酸檢查。經過檢查後，我發現錢小姐的肋骨有所謂肋骨過度緊縮的現象。換言之，基於排酸療法「神經、骨骼影響內臟」的論點，當人體的肋骨過於緊縮，造成胸廓空間不足時，內臟受到壓迫，就容易出現異常發熱的現象。

單純的體溫升高雖然對健康沒有立即明顯的危害，但卻是病人日後可能出現胸悶或是急性猝死症的警訊，所以有這種情況的病人不宜對此輕忽大意。

排酸時，應對頸部及背部肌肉進行刮療，以使長久積蓄於體內的悶熱得以排出。其次必須從病人肚臍下方約 5 吋處開始往上震壓，並一直向上至胸骨上凹部位，然後請病人深呼吸數次。還要處理肋骨間隙，由於比較痛，要用病人能忍受的力量進行，同時不要重複太多次，以免發炎。如此可使肋骨與肌肉的沾黏現象排除，讓緊縮的胸廓向外擴張，以提供心、肺足夠的活動空間，當呼吸的功能正常，自然能夠改善異常發熱的現象。

咳嗽不止並呼吸困難

剛滿 50 歲的周先生，駕駛計程車已經有二十多年，他平日除了開車外，最大的嗜好就是抽菸。從學生時代開始，周先生的抽菸量就不斷地增加，雖然經過親朋好友苦心相勸，但是仍然無法使他戒菸。

到了現在，周先生每天都要抽 20 支（約 1 包）左右的香菸，由於長期以來抽菸的情況非常嚴重，周先生一直都有咳嗽不止及咳痰的毛病。最近他的情況開始加重，漸漸出現呼吸困難的狀況，經過醫師診斷後，確定他得的是慢性阻塞性肺病。

周先生是慢性阻塞性肺病（肋間肌肉沾黏型）的病人，因此可以藉由消除沾黏來改善症狀。在排酸時，要特別處理的，就是針對他的肋骨間隙及背部肌肉進行震壓（重點：圖 5 - 8 的 B 區）。每當處理一個肋骨間隙，就要請病人深呼吸一次，如此反覆進行數次，直到處理完所有的肋骨間隙爲止。周先生在經過排酸後，終於可以深呼吸，而且呼吸困難及咳嗽的情況也明顯改善許多，爲了避免其病情繼續惡化，我告訴他應該要開始戒菸，或起碼開始減少抽菸量。經過這些教訓後，周先生終於願意接受我的建議，目前他的抽菸量已經減少爲每天 5 支左右，身體狀況也改善了不少。

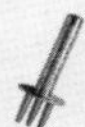

慢性阻塞性肺病（COPD）

醫學上所稱的慢性阻塞性肺病，是指一種由肺氣腫或慢性支氣管炎所引起的氣流阻塞性疾病，其症狀通常緩慢進行。慢性阻塞性肺病最明顯的症狀，爲病人長期咳嗽有痰而且呼吸出現困難。通常容易發生在 50 歲以上、具有抽菸習慣或長期處於空氣汙染環境的人身上。慢性阻塞性肺病的病人如果病情未受控制而持續惡化，可能還會出現氣促、膿痰、哮鳴、發燒、嚴重咳嗽等症狀，到了病程末期，由於長期的呼吸困難，可能會出現慢性呼吸衰竭、右心室衰竭等嚴重併發症。

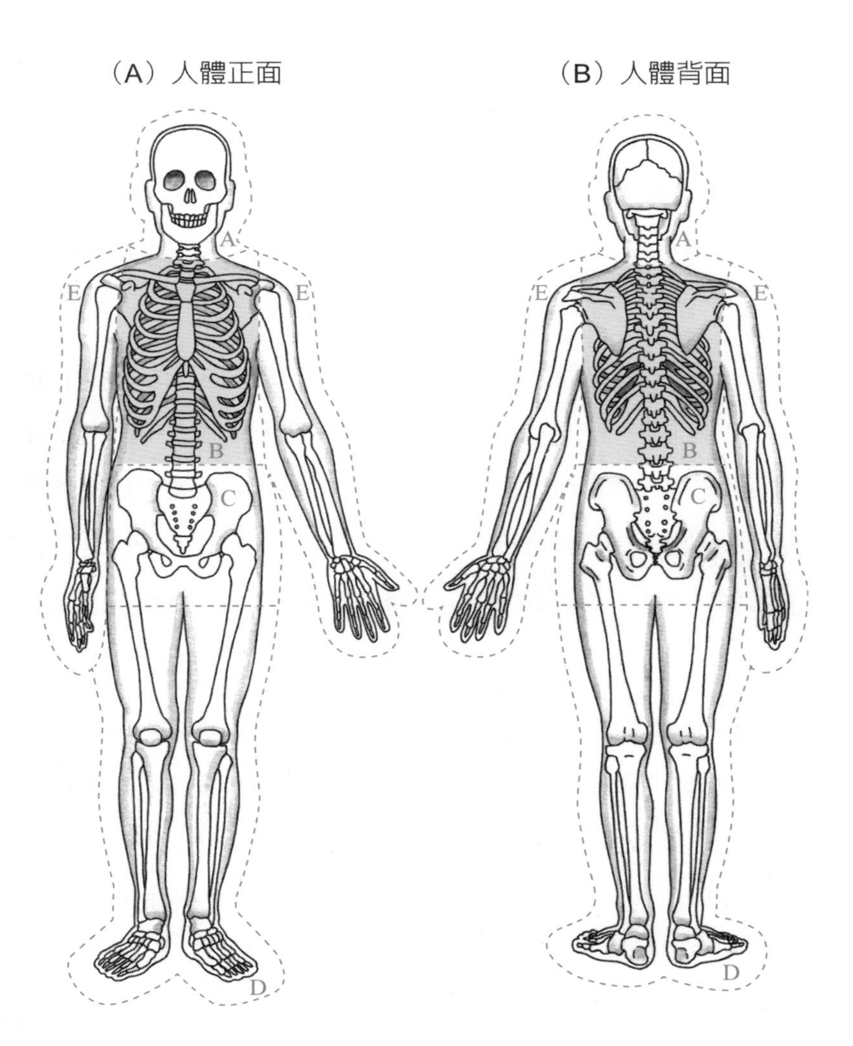

圖 5 - 8 慢性阻塞性肺病的重點排酸區域（B 區）

胸口像是壓著一塊大石頭

劉律師是國內知名律師事務所的合夥人，雖然平日工作忙碌，但是由於十分重視養生及運動，所以身體十分健康，沒有出現什麼大毛病。

有一天晚上當他從事務所下班時，突然覺得自己的呼吸十分困難，感覺就像是被一顆石頭壓住胸口一般。當天回到家中休息一會兒後，情況雖然有稍微舒緩，但是之後幾天，劉律師都經常會感覺到氣不順或是呼吸困難。由於一直出現這種胸悶的症狀，劉律師後來便去醫院進行全身健康檢查，不過奇怪的是，醫生卻找不出劉律師胸悶的原因何在。

一般所謂的胸悶，是指病人會感受到呼吸困難或是胸口有壓迫感。造成胸悶的原因有很多種，呼吸道受阻、肺部疾病、心臟疾病、胃食道逆流症、空氣不流通等，都會使人體出現胸悶症狀。但是一般醫學較容易忽略的原因，是當病人的肋骨過於緊縮，使胸廓呈現空間不足時，也容易造成人體心、肺活動的困難，而引發胸悶。

劉律師經我檢查後，發現他胸廓因爲過於緊縮，無法提供心、肺足夠的空間，所以才會造成這種胸悶現象。

在排酸時，必須從病人肚臍下方約 5 吋處開始往上震壓，並一直向上至胸骨上凹部位，然後請病人深呼吸數次，還要處理肋骨間隙，如此可排除肋骨與肌肉的沾黏現象，讓緊縮的胸廓向外擴張，以提供心、肺足夠的活動空間。經過這些處理，原本因肌肉沾黏、緊繃而無法活動的胸廓，終於能隨著深呼吸而起伏。這一點很重要，因為有充足的氧氣，才有助於新陳代謝的提升，排酸的效果才會格外明顯。而新陳代謝改善、全身循環順暢，內臟功能也會增強。劉律師在經過排酸後，胸悶的現象已經不再出現，我也順便告訴他，如果不是這麼早就排酸處理，除了胸悶的情況會繼續出現之外，如果日後突然從事劇烈運動，還有可能因此引發猝死症。過了幾天，電視上剛好出現一個學生在練習棒球接球動作時，因為起身去接一個暴投球而突然猝死的新聞，劉律師看到之後不禁冒了一身冷汗。

排酸小叮嚀

一個人深呼吸時，如果胸腔擴張不大，較容易出現胸悶、呼吸困難、頭暈、心悸等症狀；還會使人煩躁，心情不好。

壓力造成的憂慮

黃老師教插花已經數十年，由於自我要求完美，作品總是讓人覺得清新脫俗，因此桃李滿天下，生活十分忙碌。不過也因爲壓力太大，因此二十多年前便因爲得了恐慌症而一直服藥控制。

後來無意間聽到朋友說有一種排酸療法效果不錯，由於當時有一些更年期症狀，於是就前來嘗試。我一檢查，發現她的左肋塌陷，而且肺活量不大。我就告訴她：「妳這邊肋骨陷下去，剛好就壓迫到心臟，會使妳心律不整，容易害怕；胸腔受壓迫，會胸悶，喜歡胡思亂想。」她馬上告訴我：「我已經吃恐慌症的藥十多年了。如果沒吃藥，開車在馬路上等紅燈時，我就會怕對面的車子衝過來撞我；如果在橋上，就會怕車子衝下橋；車速一快，就會怕煞車失靈。」我便對她說：「沒關係，這些都可以改善。」她每週保養一次，持續三、四個月後，由於身體的情況好轉，便開始減輕藥量；到了一年左右，終於可以擺脫藥物的控制。原本月經紊亂等更年期症狀也消失，生理期又恢復正常，令她感到非常高興！後來她了解到定期保健的好處，所以至今都持續來保養身體。

現代人由於生活節奏快，工作競爭，壓力大，容易使體內堆積大量的酸。這些看不到的酸，會使內分泌及自律神經失調，而使身體感到不舒服、不自在。一般都會從胃口不好開始，變得吃不下，腹脹；同時心情煩躁，思想偏向負面，常往壞處想。嚴重時，就可能從生理影響到心理，而變成精神方面問題。例如精神官能症，雖然有很多類型，但焦慮是其主要特徵，內心常常因爲擔心某事，搞得心神不寧，而影響到正常生活和工作，脾氣也變差，容易因小事發怒。如果像是黃老師這種畏懼性的精神官能症，則特別容易感到害怕。精神官能症由於過於焦慮，會造成自律神經失調，而引起一些身體的症狀。像是心悸、心跳加速、胸悶、呼吸困難、頭暈；消化方面會脹氣、胃口變差、肚子不舒服、拉肚子或便秘；其他還有失眠、頻尿、全身無力、肌肉緊繃、身體痠痛等症狀。雖然身體不舒服，但是去醫院檢查的結果卻正常！如果沒有加以處理，甚至會因過於悲觀、承受不了壓力而出事，千萬不可忽視！

根據我的觀察，這類病人大多都有明顯肋骨塌陷、胸廓無法擴張的情形，以致容易胸悶、心律不整，感到煩躁、害怕，喜歡胡思亂想。所以排酸時還要針對胸口、肋骨間隙處理。同時頭部也是重點加強部位，以調整腦部使其恢復平衡狀態。黃老師因爲服藥十多年，所以花了一年多的時間保健才完全停藥，恢復正常生活。

Part

06 見證排酸

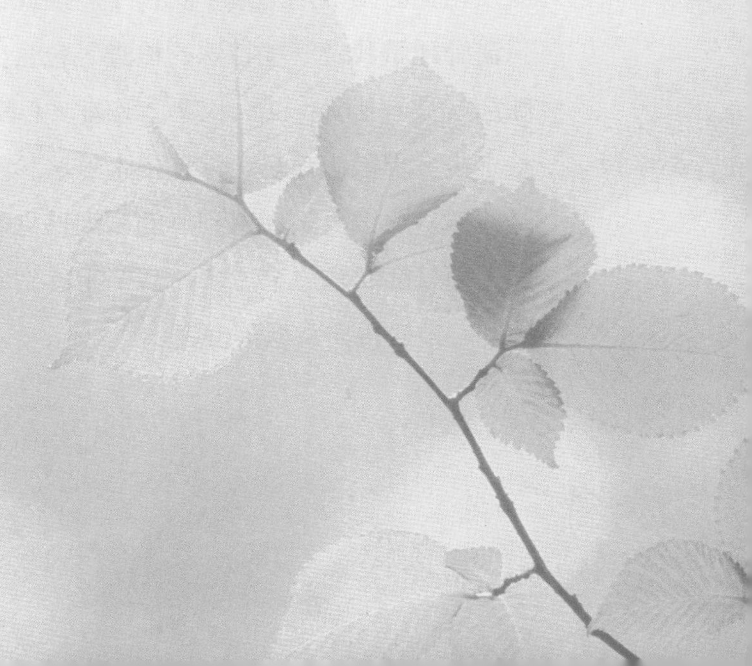

一段生命中的變調曲

個性開朗、樂觀與自信是我的註冊商標，聊天時總是面帶微笑更是讓人印象深刻。我有一個幸福美滿的家庭，和一份令人稱羨的工作，無時無刻都是笑瞇瞇的，所以認識我的人絕對意想不到，我曾經那麼痛苦、魂不附體的生活著；更令人難以置信的是「精神病」這三個字會發生在我的身上。

我目前任職於桃竹苗某知名電臺財務長，兩年前的三月份因常感頭暈、走路不平衡、手腳無力、心悸，而四處求醫。因爲每年都有接受健康檢查，而且數值都是正常，只是有 B 型肝炎及肝表皮粗糙必須定期追蹤，認爲不該因此而有這些不舒服症狀，所以醫師建議我做一些特殊的檢查，包含內耳膜不平衡測試、頸動脈超音波、腦波、24 小時心電圖、心臟超音波、胃鏡……等。檢查後發現數值都是正常，根本無法診斷出我的病理名稱，然而這些檢查之後更讓人感到無助，因爲身體不舒服的情形愈來愈明顯，而且症狀也愈來愈多，甚至常感到心痛、背痛、呼吸困難，因此心情變得非常低落沮喪。

因爲儀器的數據無法告訴我結果，所以想透過中醫調理看看，中醫師診斷出的結果是「腦神經衰弱和甲狀腺過敏體質」，也開了一些中藥給我服用，但是中藥似乎也無法奏效。在中、西醫都無法讓我痊癒的狀況下，我不知如何是好！我每天早出晚歸，勉強維持正常工作，但是生活似乎完全失去動力；原本的工作熱忱無從找起，原本的生活樂趣變得乏味，就像耗盡能量的電池，凡事都提不起勁，讓我無助的喊著:「我是怎麼了，有誰可以告訴我？」甚至在這期間最令我感到痛苦的三件事是：吃飯、睡覺、量體重。試想，這只不過是人生中習以爲常、如此平凡的事，居然已成爲人生中最大的奢求！因爲食不下嚥—雖然飢腸轆轆，但是心裡連喝一口水的胃口也沒有；因爲無法入眠—即使身體再累，但是腦袋瓜胡思亂想，無法停止下來；另外害怕量體重，因爲磅秤上的數字總是毫不留情的往下掉，在短短兩個月整整消瘦了 8 公斤！我可愛的三個孩子總是無辜的看著已經不一樣的媽媽，而體貼的丈夫只能握著我的手不發一語，因爲他知道再怎麼心疼與難過，也無法分擔我內心的痛苦，心疼我的婆婆更是帶著我到處求神問卜，連朋友們也四處打聽，手相、姓名學、前世今生……。

因爲狀況時好時壞，使我害怕的事也變得愈來愈多，害怕獨處、害怕開車、害怕面對人群、害怕開會、害怕出門、害怕社會新聞……，焦慮與不安讓我幾近崩潰。最後，我終於敵不過身體和心理的摧殘，看了精神科醫師。醫師診斷我得了「恐慌症」，拿了一些鎮定、解憂鬱及安眠藥給我服用。吃了這些藥，我覺得臉部及手腳皮膚都麻麻的，整天病厭厭的在家躺著，不眞實及倦怠感油然而生。我知道這些並不是我要的，問題還沒解決，我想要的是找回那些許久未見的快樂和熱情。

直到六月份透過朋友的介紹認識了施老師，接受排酸療程，記得第一次剛做完排酸，我感覺到「突然可以大口呼吸到新鮮空氣」豁然開朗的感覺，身體變得好輕鬆、好踏實；當天晚上久違的周公來到我的夢中，我竟然可以呼呼大睡。第二天還捧著爆米花、喝著可樂，陪著孩子一起看了一場電影，我感到好開心，因爲這段時間別人似乎都聽不到的聲音，施老師都聽懂了；這段時間別人似乎都不能給的答案，施老師都找到了，立竿見影的效果，讓我快速的找回眞實的自己。

現在我還是排酸中心的常客，假如有機會到排酸中心，看到一個臉圓圓的、很愛講話的人—就是我，也就是施老師口中的「正港福氣小姐啦！」

精神官能症患者 孫𡶶美

那段淒風苦雨的日子

我從學生時代便常腰痠背痛，專科畢業後，爲了解決困擾多年的疼痛，便特地去看醫生。檢查後，醫生竟然說我得了僵直性脊椎炎。當時我對這種病可以說是完全陌生。爲了多了解這個疾病，家住暖暖的我，還專程到基隆長庚醫院應徵會計，想說可以從同事那邊多知道一些這種病。幸運地，果然如願錄取，然而不幸的是，當工作一段時間，多方打聽的結果，答案卻令人沮喪，因爲每個醫師都說這種病無法根治！有位醫師同事好心介紹我去參加僵直性脊椎炎的病友會，以對此病有更深入的了解，結果一去可把我嚇壞了，因爲看到許多病友都是坐著輪椅，有的甚至身體變形。想到自己也會變成那樣，內心的恐懼是無法言喻的，那一幕，一直深深烙印在我腦海中，揮之不去。

幾年後結婚，生下一女，身體的痛苦加上行動不便，不但沒有得到丈夫的疼惜，反而因此常吵架，最後以離婚收場。在德記洋行工作多年後，有人對我展開追求。長年病痛的折磨，一直擔心未來會殘廢，因此非常自卑；加上一次不美好的婚姻，我根本不敢奢望能找到Mr. Right，只是強烈渴望有人願意照顧我。因此不顧親友反對，再次步入不圓滿的婚姻。

有了一次失敗婚姻的經驗，我改變對另一半的態度，凡是盡量配合他，滿足他的要求。因此每當他想要Happy 的時候，我總是盡量做好妻子應盡的義務。然而這對於得了僵直性脊椎炎的我來說，雖然還稱不上是搏命演出，但也眞的是「把他的快樂建築在我的痛苦上」。尤其是才四十幾公斤的弱女子，竟然要承受一百多公斤的龐然大物，隔天背部就一定發炎，一動就疼痛不已，常常要吃止痛藥才能繼續工作。如果我身體不舒服，不能配合，他就滿肚子的不爽；而如果我「抱病演出」，表現不佳，他還是不爽。爲了幫先生傳宗接代，不顧身體的痛楚，我又生了一個女兒。身體的不健康對婚姻生活眞的是一大考驗，很快地，先生對我愈來愈感到厭煩，不時冷嘲熱諷，動不動就亂發脾氣，還用羞辱的口氣說以後要去大陸找個二奶，這樣就可以照顧我，幫我推輪椅，還能幫我盡妻子的義務，免得我「凍未條」。聽了眞是令人非常痛心。更過分的是，由於早上都會背部僵硬疼痛，必須靠先生幫忙才能起床，先生竟然到處對人抱怨：「有夠衰的，娶了一隻破病雞仔，早上都還要用鍋鏟把她翻起來！」這一切的痛，我只能忍氣吞聲，深深的埋在心中……。

基隆，又稱雨都，長期都是陰雨綿綿，剛結婚時還覺得挺有詩意的；由於房子是沿著山壁而蓋，所以一樓 8 坪，二樓卻有 16 坪，山壁流下的水總是會滲進二樓牆內，在牆角積水，然後再慢慢滲到一樓的牆內，所以家裡總是感覺濕濕冷冷的，使我的疼痛常常發作。原本對婚姻懷著憧憬，心想只要他願意照顧我一輩子，生活再困苦我都能接受；如今卻變成身心雙重煎熬，望著窗外的綿綿細雨，絲毫不再感覺詩意，反而覺得是淒風苦雨，我只能躲在潮濕的被子裡暗自流淚。

有一天，人事部的副理 Ted 得知我的情況後，說我可以去找施老師排酸。在第一次排酸的時候，眞的是痛徹心腑，老師做到哪，我就哭到哪。等到做完回家，從臺北到基隆的公路局巴士下車時，我愣住了，因爲我竟然毫無困難地從車上走下來！以往下車總要先麻煩司機先生等一下，然後抓著把手，慢慢的一步一步走下階梯；而今天卻不知不覺就走下車，這個改變實在太大了。隨著一次次的保健，身體狀況愈來愈好，再也不需先生用鍋鏟「鏟」起床了。雖然好幾次都因太痛而想放棄，還好有 Ted 不斷鼓勵我，叫我一定要堅持下去。持續保健了一年多，身體差不多都好了。如今，讓當初認識我的人都料想不到的，就是我正努力練習瑜伽，準備要當瑜伽老師呢！

身體健康後，思想也隨之改變。回首過去，是自己抱著錯誤的心態結婚，才造就這段痛苦的旅程。既然沒有愛，就不應讓彼此繼續痛苦下去。揮別兩段不愉快的婚姻，現在的我努力迎向美好的未來，能夠擁有健康的身體，我會比一般人更珍惜這得來不易的每一天！

僵直性脊椎炎患者

跳出眩暈的漩渦

走在新竹的街頭，迎面走來一位手持拐杖的婦人，不禁讓我想起一段往事……

民國 93 年 10 月的某一天，我的右耳突然什麼也聽不到，趕到新竹省立醫院檢查，竟然是內耳中風！這對三十多歲的我來說，實在難以置信，年紀還這麼輕，怎麼會中風呢？為了趕快治好，我便積極配合醫師囑咐，服了三個月的藥，其中還包括吃了三個星期的類固醇，雖然副作用令人難受，但為了快點好，也只有忍耐。

民國 94 年 6 月，有一天在家中忽然間出現天旋地轉的眩暈，暈到無法站立，同時噁心、嘔吐、全身冒冷汗，那種痛苦眞是一般人無法體會的。就這樣斷斷續續又發生了許多次，然而有了之前服用類固醇的經驗，我寧可忍受這種痛苦，也不願接受副作用對身體所帶來的危害，因此改為中醫治療，並配合腳底按摩。幾次經驗下來，發現只要連續幾天睡不好，或是在生理期、感冒，身體就變虛弱，耳鳴也變大聲，幾天後，眩暈就會發作。

唉！或許這就是身體在向我提出嚴重抗議吧!

自從開始暈眩，白天幾乎有一半以上的時間只能臥床休息，站起來時也沒有辦法保持平衡，走路的步伐也不穩，同時又伴隨著冒冷汗、噁心、嘔吐，有時甚至覺得自己要往後重重摔下，眼睛所看到的東西都扭曲變形，天啊，怎麼會有這種病！而且每次發作總要持續 2 ～ 3 個小時，那種感覺真的是度日如年。

到了 95 年 10 月，耳聾又突然發生，去附近耳鼻喉科檢查後，醫生說有 10% 的原因是腦幹有腫瘤，建議再回新竹省立醫院做進一步檢查，本來是不想吃類固醇才不去省立醫院，如今又不得不屈服。結果省立醫院的醫師認爲是內耳神經病變造成，就仍當作突發性耳聾治療，而且只能用藥物控制；若一年發作超過一次，就必須延長服藥時間。我問醫師我的眩暈是否屬於梅尼爾氏症，他也沒說。不得已，只好乖乖的又吃了三個月的藥，當然，其中還是有「類固醇」。

後來到另一家醫院做全身健康檢查及頭部電腦斷層掃描，結果說是什麼松果體及脈絡叢有鈣化現象，還好醫生說沒關係，其他一切正常，但我的問題明明很嚴重，爲什麼說一切正常呢？

教會的方姊妹知道我的情況後，很熱心地向我介紹一種「排酸療法」，同時義務幫我處理。雖然痛，但是做了幾次後，眩暈都沒有復發，不過覺得身體還沒有很健康，因爲每次照鏡子，臉色看起來都黃黃的，氣色很不好，體力差，容易累，走路都走不穩，出門還得拿雨傘當拐杖，以免跌倒，還有耳鳴常常還很大聲。方姊妹看我的情況變化不大，就建議我去臺北找施老師處理，本來想說再看看，沒想到有一次參加大會時，冷氣太強，眩暈的症狀又開始發作，於是下定決心，預約時間去臺北排酸。

第一次做完後，覺得很累，但坐車回到新竹，發現竟然可以直挺挺的走路回家，而且精神很好，感覺蠻奇妙的。雖然隔天又有輕微的眩暈發作，但我知道病了這麼久，不可能一次 OK，所以仍然每週前往保養。沒想到，才做了 4 次，眩暈、耳鳴就消失無蹤，不但走路正常，不用再拿雨傘當拐杖，而且精神、體力也變好了，更令人興奮的，就是臉看起來白裡透紅，氣色超棒！而且皮膚變細緻，掉頭髮的情況也減輕了，說年輕 10 歲可是一點也不誇張。爲了維持療效，我後來又多去了 3 次。由於深知排酸的好處，一直到現在我每二、三週就請方姊妹幫我保養。

施老師全身保健的方式，不像西醫「頭痛醫頭，腳痛醫腳」，而是「從頭到腳，標本兼顧」。現在的我，不但跳出眩暈的漩渦，而且重獲健康。但願有同樣疾病的朋友，也能早日擁有健康的喜悅！

眩暈症患者 周曉芳

車禍與剖腹產後的後遺症

21 歲時，發生了一場車禍，當時頭部縫了十多針，原本以為隨著傷口癒合，這場意外就會畫上句點，沒想到後遺症才開始慢慢出現。首先就是手和胸部，常常隱隱作痛，如果氣候改變，立刻嚴重百倍，痛到幾乎不能呼吸！去找骨科檢查，結果一切正常，醫生只能開止痛藥及 2 包價值 800 元的痠痛藥膏（眞貴！），也算是盡力了。

兩年後，開始失眠、健忘，最後不得已又去掛睡眠障礙科，吃了安眠藥及抗憂鬱藥後，整天昏昏沉沉，頭又很不舒服，而且記憶力大幅衰退，幾乎快變成「過目即忘」。但是，不吃嘛，又睡不著，實在是左右為難。

婚後陸續生了兩個小孩，不過因為骨盆不能鬆開，所以只能剖腹生產，沒想到，與之前的車禍相比，剖腹之後才是眞正苦難的開始。每當生理期來時，痛到在床上打滾，邊哭、邊哀嚎。等到疼痛結束，早已滿身大汗，筋疲力盡。無奈每個月都必須承受這個折磨，可以說「經痛」是當女人最不幸和痛苦的事了；而伴隨月經來的還有極度虛弱、頻尿，同時臉上冒了一堆痘痘，全身還嚴重水腫，腫到體重增加到 3 公斤，連平常穿的褲子都穿不下，必須另外買一些大一號的褲子來穿；等到經期一過，那些「水」才消失，體重也才恢復正常。此外水腫時，腳掌還會脹到要爆，感覺好像有東西要噴出來似的；陰道乾澀，對性生活毫無感覺。曾經去看過許多婦科醫生，發現子宮後傾，導致頻尿，其他則是右側卵巢沾黏，偶爾會長水泡。醫生說沾黏就只有開刀，重新分離才能解決，水泡若不太大則不用在意，至於經痛，就只能靠止痛藥。難怪每次睡覺往右側睡，右下腹就覺得像是抽筋般難過，但是總不能因此而再挨一刀吧！

除了生理期身體的不舒服外，剖腹產所帶來的後遺症真可說是「罄竹難書」。像是腹部皮膚暗黑，整個肚皮也鬆垮垮的，這對愛美的我來說，真難以忍受，一直有一股衝動想要去拉皮。而剖腹產的傷口麻麻的，沒有什麼知覺，甚至身體左邊的感覺都跟著退步。而原本的手痛、胸痛也加重，天氣一冷，常痛到掛急診；而常掛急診的原因還有急性腸胃炎，每次都上吐下瀉到虛脫，到最後還是得到急診室吊點滴。

爲了改善體質，順便減肥，我也曾努力運動。但每次運動完，總是累得半死，全身痠痛，雙腿也腫到不能穿褲子，試了幾次都是如此；加上我又有習慣性偏頭痛及胸悶的毛病，一運動就喘不過氣，根本無法負荷。雖然從頭到腳問題一堆，還好先生非常體貼，陪我度過這些考驗，否則我眞的無法熬過。

八年抗戰終於結束。我在 29 歲時，在臺北上排酸課的鄰居大姊，有一天很興奮地邀我去臺北給施老師檢查。由於大姊對推拿等保健頗有研究，她認爲用排酸應該可以解決我的問題，從此展開我的排酸之旅。

第一次檢查時，老師說我的肌肉軟趴趴，不適合運動，否則會更糟，而且我的肋骨上移，胸腔像是被綁住般不能深呼吸，容易胸悶、頭痛；老師一邊講，我一邊說：「對！對！對！」從來沒有一位醫師這麼清楚我的問題，我突然覺得「啊！我有救了！」內心感到莫名的喜悅。

由於家住臺南，所以每兩個星期才北上保養一次，雖然很痛，但是身體的變化仍非常明顯。首先就是不用再掛急診，原本手天天都痛，現在變成三到四天才痛，程度減輕，也不會隨天氣變化而發作，而肌肉也從之前像麻糬一般的軟趴趴，進步到力量增加，充滿彈性。本來準備的拉皮預算也省了，甚至連臉部暗沉的膚色也消失，老師說只要酸排除了，皮膚得到養分，自然就健康了；果然沒錯！難怪剖腹的疤痕也不再麻，感覺也恢復正常。婦科方面更精采，生理期不再是折磨，原本恐怖的疼痛消失了，水腫也不見了，只剩下腳有點脹脹的，夫妻生活也熱情起來。甚至當全身狀況改善後，原本卵巢的沾黏也神奇的分離，睡覺往右邊躺也不會有抽筋的感覺；如果讓當初檢查的婦產科醫生知道，他肯定會跌破眼鏡！

以前因爲失眠，常常撐到天亮才睡著，日夜顚倒，使得我整天精神散漫，無法集中，反應遲鈍，常被婆婆嫌來嫌去，說我懶惰，白天還在睡覺；但是經過持續保養後，精神、體力都增加，終於可以像正常人一覺到天明，腦袋因此清醒了許多，不會再恍神；朋友以前還笑我是不是有在吸毒呢！

算算日子，我也保養了九個月，身體變健康的感覺眞好！所以雖然路途遙遠，又需花許多時間，但是每次上臺北總是令我非常高興，因爲我知道，能夠擁有健康，這些都是値得的；附註一點，全身皮膚變得又白又細緻，臉上的青春痘也消失了，我還爲此高興了好久呢！

車禍、剖腹產後遺症患者 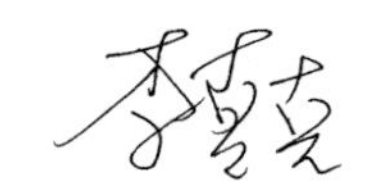

彩色人生

1988 年，當時我才 21 歲。在軍中體檢時，發現自己是 B 型肝炎帶原者。由於沒有什麼症狀，因此也不太在意。1989 年，退伍後進入新竹科學園區工作，體檢時 B肝表面抗原仍呈陽性。我曾經告訴母親，因爲我有 B 型肝炎，所以一些比較會增加肝臟負擔的食物，像是醃製品之類的，我都不能吃。結果母親卻認爲我挑嘴，因爲我的外婆也是 B 肝帶原者，什麼都吃，卻也活到九十幾。

1999 年，臺灣發生嚴重的 921 大地震，造成兩千多人死亡，無數房屋橋梁倒塌，加上多次強烈餘震，許多人因此對地震恐慌不已。自從地震後，我便常感到頭暈、疲倦，同時得了所謂的地震恐慌症。走在堅硬的地上，腳下的感覺竟然像是踩在彈簧床上，軟綿綿的！常常坐著看電視，便覺得天搖地動，往往連忙起身，準備奪門而出時，才發現身旁的朋友仍坐得好好的，並且一臉疑惑地看著我。走在馬路上，看到建築物及電線桿竟然是歪的！剛開始還覺得這房子怎麼蓋成這樣，等到發現許多房子都是如此時，才驚覺是自己的問題。雖然這類事情發生幾次後就慢慢習慣，但是頭暈的症狀迫使我決定作一次全身健康檢查。

檢查報告出來，肝功能和之前都差不多，GOT、GPT 仍維持在五十幾 KU/ml，HBV DNA 也保持在五千多copies/ml。但是超音波檢查發現肝臟表面粗糙，醫師表示有輕微的肝硬化。醫師建議每三個月做一次檢查，以掌握病情發展，同時服用保肝片。爲了得到最好的治療，經過多方打聽，決定改到臺北市立聯合醫院看診。然而疲倦、頭暈、感覺地震的症狀一直沒有改善。每天哈欠連連，嘴巴幾乎都是張開狀態，因爲一分鐘可以打五到十個哈欠。後來醫師才說我應該是得了精神官能症，才會有這些疲倦、頭暈、地震的感覺。但是他也沒有給我藥吃，只說不要緊張，保持愉快的心情就好。而爲了治療肝硬化，曾經嘗試看中醫，但沒有改善；也試過青草藥，結果 GOT、GPT 暴增3倍！後來就不敢再亂試偏方。

後來在 2006 年的一次例行檢查中，竟然發現肝臟中有一個 1.7 公分大的腫瘤！甲胎蛋白爲 6 ng/ml。經過醫師評估，決定一個月後進行無線電射頻燒灼術（電燒）。自從得知得了肝癌，心中感到震驚、害怕，夜裡總是輾轉難眠，對於病情十分擔憂。我才 39 歲，我還不想這麼早死啊！如果治療失敗，妻子和小孩以後該怎麼辦？心情緊張，身體也跟著難過起來，胃口變差，排便也異常，不是腹瀉就是便秘。胸口又悶又緊，輕輕一碰就劇痛。結果等到要手術時，腫瘤竟然已經長到 2.1 公分！還好手術順利，腫瘤消失。術後一個月左右，心情才慢慢平復。爲了好好養病，向公司請了一年的病假。

雖然腫瘤消失，但是長期肝炎及肝硬化，使得體力下降，只要爬一層樓就喘吁吁的。而鼻竇炎的老毛病，使我每天早上起來便噴嚏連連，鼻涕不斷；更糟的是，晚上睡到凌晨 1 至 3 點時，總是會因鼻塞而醒來。愈是想要把鼻涕擤掉，鼻塞就愈嚴重。往往搞到最後，沒辦法，乾脆起來上網，直到筋疲力竭才倒頭就睡，因此睡眠品質一直不好。休假一年後，由於之前從事機臺維修的工作，長期處在有機溶劑及銲錫的環境中，其中的化學成分及重金屬，也有可能是傷害肝臟的幫兇。加上之前也有幾位同事因此病而掛了，因此仔細考慮身體的狀況，及各種因素後，在家人的苦苦哀求下，決定離職，好好養病，畢竟留得青山在，不怕沒柴燒。

每當快到三個月一次的定期檢查時，心裡就會有些擔憂，總是要到報告出來，沒有惡化，才能暫時鬆一口氣，這種提心吊膽的日子眞不好過！2007 年 7 月，爲了治療 B 型肝炎，抑制病毒複製，我開始服用一顆 300 元，必治妥藥廠生產的貝樂克（Baraclude）。當時 HBV DNA 爲 5,320 copies/ml。藥雖然貴，但是爲了健康，這個錢還是要花。到了 2008 年 2 月，最擔心的事還是發生了，檢查又發現兩顆分別是 1.6 及 2.0 公分的腫瘤！甲胎蛋白也升高到一百二十幾 ng/ml。醫師評估後，決定採用酒精注射治療。如同上次得知長腫瘤一樣，情緒跌到谷底，失眠、腹瀉便秘交替、沒胃口等症狀又發生，也是過了一個多月後才減緩。但是內心還是很擔心，畢竟已經長了兩次，下一次何時會再發生？還會長幾顆？還能治療嗎？一連串的擔心，總是不時浮現腦海，困擾著我。

我的妹妹之前有脂肪肝，去臺北排酸後，不但脂肪肝好了，連精神官能症等一些問題也一併解決，因此她在請教老師有關我的情況後，便一直催我前去給施老師檢查。由於我本身學的是電機，加上一直從事這一類的工作，所以認爲凡事要有科學根據，醫學也不例外；如果連世界頂尖的醫學專家研發出來的藥都治不好，別種方法還會有效嗎？我是蠻懷疑的。因此對於什麼另類療法就不太能接受；加上之前又有吃草藥造成肝功能惡化的經驗，因此遲遲沒有答應。然而妹妹不斷向我分析、解釋，又說：「反正西醫治了那麼久，也沒有什麼改善，反正不用吃藥，試一試又何妨？」就這樣拗不過妹妹的好意，約了時間後，我們就一起去臺北找施老師。

2008 年 4 月 15 日，到了排酸中心樓下時，胸悶得很不舒服，本來想打退堂鼓，但還是忍住了。施老師一檢查，就說我的肋骨塌陷，壓迫肝臟，所以肝的活動空間不足，會影響肝臟功能；而膽汁分泌受阻，也會造成消化不良、腹脹的症狀出現。同時左肋凹陷壓到心臟，會有心律不整、心情緊張等現象。老師不斷講解我的情況，令我很納悶：爲什麼只用看和觸摸就能知道我的狀況？甚至比儀器檢查還厲害，實在是太神奇了！我表面上不發一語，看老師要怎麼做。只見老師用排酸棒在我身上又劃又壓，看他毫不費力，但是我某些部位卻痛得快受不了。施老師一面安慰我，叫我忍耐一下，同時告訴我回去之後可能會有什麼反應，叫我不用擔心。深呼吸後，赫然發現肚子不脹了，也變得比較軟；原本胸部一碰就痛、胸悶及頭暈的現象竟然突然消失，眞不可思議！施老師還建議我回去之後去抽血檢查，看看效果如何。

坐在回竹東的車上，竟然就一直排氣，眞搞不懂只在皮膚處理，怎麼連內臟都受到影響？同時身體覺得好輕鬆，好久沒有這種感覺了，心情也跟著好起來。回去之後竟然一夜好眠，這對睡眠品質一直不佳的我來說，可說是很大的變化。正如老師說的，回去之後身體感到痠痛、疲倦；隔兩天後，尿液顏色變深茶色，糞便的顏色變黑，然後恢復正常。爲了確認排酸效果，我便去醫院抽血檢查。

一週後，我再次去找施老師，這次去的心情就不一樣，可以說是滿懷期待的心情，因爲我已經感受到身體的變化。排酸時，老師一再強調藉由臀部、背部的震壓，可以刺激到自律神經，進而加強內臟的蠕動。當內臟功能提升，加上原本緊縮的肋骨及肌肉不再壓迫肝臟，肝的功能自然就會變好。而全身排酸使身體的新陳代謝加速，體內廢物減少，身體的負擔減輕，整體狀態自然好轉。這些理論我雖然從沒聽說，不過我卻樂意接受，因爲我在這裡找到希望。

4 月 29 日，這一天是個值得紀念的日子！因爲檢查報告出來，我的 HBV DNA 降到三千六百多 copies/ml，甲胎蛋白 40.6ng/ml，GOT 39 KU/ml，GPT 33 KU/ml。這是從 1999 年 921 大地震之後，GOT、GPT 首度大幅下降！醫師說肝功能降到四十以下就表示沒有什麼發炎，HBV DNA 也降低，那就不需再吃貝樂克。醫師也覺得納悶，怎麼會突然好轉，我當然也沒多說，因爲說了醫師也不懂。下午我就迫不及待地和妹妹一起去找老師，一進門我們馬上很興奮地對老師大聲說：「大師好！」老師還搞不清楚什麼意思，我就趕快說出檢查結果，和老師一起分享這份喜悅。

事實上，除了指數降低，其實最重要的應該是生活品質改善。除了頭暈、疲倦消失外，手麻、哈欠頻頻、打噴嚏、鼻塞、凌晨 4、5 點會因咳嗽而醒來、失眠等許多症狀就在這 3 次排酸後，不藥而癒。身體一好，心情也快樂起來，我這才深深體會到排酸全身處理，整體狀態提升的厲害。難怪我妹妹這麼有信心，會一直持續來保養，還這樣積極地邀我去排酸。

現在我深深感覺到，我的人生開始充滿繽紛色彩。謹以此篇心得，分享我的病史及排酸經驗，希望能幫助國內廣大的肝病同胞，早日尋回彩色的人生！

B 型肝炎、肝硬化、肝癌患者　孫國雄

學習排酸的道路

想要解決失眠的問題，是我學習排酸課程的開始。我的祖母、父親皆為帕金森氏症患者，而我則被自律神經失調所苦。開始上排酸課程之後，老師很快便指出我失眠及身體病症的問題。我開始好奇，排酸是否能減輕帕金森氏症的病情或是延緩惡化呢？從小我就會陪著祖母上醫院，我常常要拉著她，怕她會跌倒；因為我的祖母走路會小跑步，而且身體會往前衝、手會抖，所以我從小就能感覺到路人奇異看待的眼光。雖然醫生一直告訴我們，此病不會遺傳，但是父親在壯年時期，卻也變成帕金森患者。照顧父親到他去世拖了十幾年，這個病真的令病人毫無尊嚴，全家也受牽累。

在課堂上，我不只一次地發問有關排酸與帕金森氏症的關聯。在正統醫療中，帕金森氏症其實已經是很棘手的病症，我想老師一定會覺得我是來踢館的；可是老師告訴我在他處理的病人中，曾經有帕金森氏症患者，經過排酸的保養，可以使病情受到控制，不至於一直加藥、加藥。老師作了一個比喻讓我印象深刻：一棟大樓的頂樓有水塔，樓層中各有水管；當你去一樓開水時沒水出來，這時我們要思考的是水塔沒有水，或水管不通。把這個比喻用在人身上時，要思考的是：水塔所代表的腦部，有沒有分泌多巴胺，而水管所代表的是身體的神經、血管、肌肉，是否有堵塞的問題。

剛好在這時候，我的一位朋友余先生也患有帕金森氏症，他知道我的父親也患有此病，爲了多認識這個疾病而與我聯絡。以往對這個疾病，我只能無力地面對它；但是排酸給我一線希望。因此我告訴他，這是他的神經傳導出問題，建議他試試排酸療法。余先生的症狀和我祖母、父親的症狀不太一樣，他是屬於全身無力，彷彿斷電一般。他早期發病時是在美國，由於藥物過重，導致他必須坐輪椅。返回臺灣醫院就診並調整藥物後，情況改善些，可以慢慢走路，於是我帶他到課堂上。在課堂處理時，他上床需要人攙扶，而且身體無法左右翻身，因爲手腳無力。在檢查的過程中，老師指出他的頭部有兩處凹陷，這顯示他的多巴胺分泌受限；而且身體肌肉僵硬緊張，肺部呼吸空間很小。老師先刺激腦部（水塔），試試多巴胺是否能分泌出來，然後再疏通下面的神經、血管的傳導（水管）。幾次的保養後，學員都看出余先生的變化。他表示有力氣了，而且力氣的持續時間漸漸延長，也可以自己上床，甚至不需人幫忙就可以自己仰臥起坐起來；連從他發病以來一直照顧他的大姊，看到這個進展也感到十分驚訝。我也深深的覺得，如果我更早學習排酸療法，應該可讓我的父親不那麼痛苦。

至於排酸對我的幫助有哪些？由於我的個性總是要求完美，太ㄍㄧㄥ，常常給自己太大壓力而不自知。後來失眠、腸胃不適、月經不順、視神經衰弱等，通通找上了我。每個月好朋友來的時間就是我的夢魘，肚子會痛到使我在床上打滾，小腹總是如抽筋一般疼痛。我只能把身體捲曲成蝦子一般，靠著吃止痛藥，度過好幾天漫長的時光。身爲藥劑工作人員，我先跑到不同醫院求診。其實很早以前，我就知道自己的問題是子宮內膜異位，然後變成子宮肌腺瘤，約 7 ～ 8 公分大。但醫生的處理方法就是把子宮摘除，或是補充男性荷爾蒙，讓身體減少女性荷爾蒙的分泌，以抑止肌瘤的成長。但這些治療方法皆會帶來其他問題及副作用，因此我就診的結果，常常只是拿到止痛藥。爲了解決我身體的病痛，我找尋不同的另類醫療，結果排酸療法才是最能眞正治本的方法。老師在我的腹部用排酸棒操作，馬上指出我的腹部肌肉已過硬，而且沾黏成一大片，阻礙神經傳導。另外我也可以摸到子宮肌瘤有如螃蟹腳一般的線狀沾黏發展。在腹部表面操作，在一大片瘀青褪去後，我的腹部開始柔軟，肌瘤所拉扯的範圍愈來愈小。另外肌腺瘤也使我的子宮位置偏到右側，也就是造成我疼痛、經血不易排出的原因。幾次的調整，雖不能清除原來的肌腺瘤，但在每半年的婦科檢查下，並未增大，同時疼痛的問題也大大改善；而全身的排酸使我的肌肉放鬆，自律神經失調的問題總算也一一解決。

資深學員 方直里

我永遠記得當時的感動

「排酸」這兩個字，以前我從未聽過。95 年 11 月，老公將當期《財訊》雜誌拿到我跟前說：「這期的《財訊》可以看一下，妳應該會有興趣。」我翻閱內容，有一篇刊載有關於僵直性脊椎炎的另類療法。我個人因爲對人體保健興趣濃厚，所以當時正在學習推拿整復。我有認識僵直性脊椎炎的朋友，他曾告訴我這種病是治不好的。爲了此病，感到痛苦無奈。

什麼是排酸療法？引起我的好奇，更讓我想進一步了解。知道有很多朋友與我一樣，想一窺何謂「排酸療法」，於是就報名施老師親自教授的課程。

記得第一堂課，施老師先說明了何謂「酸」，我很心急請教老師：要如何讓「酸」消除？老師笑一笑的說：「這是一個很好的問題，這個答案在日後的課堂及見習中便會看到，『酸』對我們身體一點一滴影響甚大。」其實看到很多朋友，經過老師排酸保健一陣子後，身體找回了春天；與他們聊起，才知在還未做排酸之前，也是從西、中醫到另類療法全走過。在排酸見習當中，看到老師做了不可能的任務，使我永遠記得當時的感動。有位排酸的客人，雖然骨盆小卻仍採用自然產，以致生了兩個小朋友後，髖關節嚴重外擴而影響了外觀。我想用「震撼」兩字，才能形容老師所做的。當這位小姐的髖關節在經過老師的數次排酸後，奇蹟似地恢復了正常的位置。老師也不只一次祝福她，希望能早日找到第二春。

當老師知道我是從南部北上來上課，下了課回到家已是半夜 2 點，所以老師經常在快下課時，關切地問：「從嘉義來的同學今天有沒有收穫？」其實不僅是得到身體保健知識，最重要的收穫是自己本身的毛病得到改善。我之前的睡眠品質很差，容易偏頭痛，曾經嚴重到嘔吐。每回北上上課，下了車時頭總是暈得很厲害，甚至耳鳴。尤其是耳鳴這個問題已經很久了，看過中、西醫就是沒辦法。一個頭兩個大可說是我當時上課頭脹痛的最佳形容，而下了課坐上南下的車子時更是難過，因爲頭痛欲裂。這個困擾我很久的毛病，在被老師做過「排酸」後，開始改變。朋友先是發現我氣色變好，還問我是換用何種牌子保養品；也不再動不動就喊頭痛，耳鳴是後來自己忽然發現，耳朵早已經變安靜了。

學了「排酸」後，自己及家人、親朋好友都感受到「排酸」的益處。婆婆告訴我做過「排酸」後，她耳鳴及睡眠改善。其實我只知她的糖尿病已經很久，卻不知她有耳鳴及睡不好的問題；她還小聲地說：「妳公公對經絡穴道研究數十年，也經常幫我按摩，但是這個耳鳴還是吵了很久；但在做了排酸後第二天，就發現耳朵清靜了。」

學習排酸初期，會自以爲是，認爲沒什麼困難，只要將排酸棒拿在手上將全身操得很痛就可以了。這個認知是一個外行人的看法，不僅會誤人也會自誤。在學習的這一段時間，眞是有幸能跟在老師身邊學習。他常常說：「我自己爲了提升排酸技術，研究人體知識已三十多年。」老師還常說：「肌肉、神經影響骨骼；骨骼、神經影響內臟。」這句話著實讓我想了很久。然而在見習中，的確一再印證了老師的名言。老師的教學態度嚴謹，同時對學生提出的問題常常是知無不言，言無不盡，讓我們不用多走冤枉路。透過不斷的修正，而能得到老師的肯定，總是令我充滿無比的信心。

資深學員 祁秀莉

十二年來對排酸的體悟

從第一次拿起排酸棒至今已經過四千三百八十個日子，十二個年頭，人生有幾個十二年，從當初的我愛排酸，更是演進爲狂愛排酸，因爲只要是肌肉的問題，幾乎用排酸棒皆可迎刃而解，但是要把排酸棒運用到行雲流水、收放自如，可是要下足苦功，任何一門技藝都是如此，就像燒菜只要有食材刀具鍋鏟，人人都可料理，但要燒出一手好菜，可不單只有這些。

要有熱情決心，因爲大家只看到好菜上場，卻常忽略廚房的油煙、酷熱、體力的勞動，這些狀況常把你的熱情燒光決心砍光，也唯有對這件工作痴狂，才有燒不完的熱情與砍不死的信心，排酸棒的操作可以很簡單，就像坊間一堆COPY商，用力就對了，曾經我的學生大園的陳小姐，經人介紹去龍潭做排酸，結果痛到快休克，施作者還告訴她這樣會比較有效，她想這樣對嗎？因爲她本身也是相關從業人員，直覺告訴她：不可能吧！爲求答案，從網路上找到排酸中心，經過相談與體驗，感受到操作的奧妙，於是就來上課了。

把基本的震與壓先弄清楚，也就是握棒的法則搞定才能熟能生巧，透過正確的基本功才能利人利己，避免弄傷自己誤傷別人，多數人不知震與壓，就好比0與1，你可以0000一直0，也可以1111一直1，問題是肌肉有改變嗎?是你要的嗎？也是客人要的嗎？所以0與1可以製造一個波動，就像0101001或1101011，或其他波，重點是要改變什麼。

肌肉的問題最常見的就是沾黏，可是很多人對沾黏其實沒有太多概念，但是說到肌肉鈣化可就清楚多了，從沾黏到鈣化可說是動與不動的表現，由一點點不能動直到幾乎不能動，當今醫學一直在進步，也一直有新的藥物與設備儀器產生，但處理肌肉的問題還是停留在聲波、電波儀器上，藥物還是以鬆弛爲主。

其實沾黏把它簡單的說就像一坨口香糖黏在水管或電線上，慢慢變硬慢慢影響功能的運作，簡單的做法就是把口香糖移開，可能是推開、撬開，當它很硬可能較要敲開、震開，就是如此直接了當，當然操作要有足夠的技巧與經驗，被操作的人也要有一定的認知，在安全的狀況下操作，避免不當的傷害。

十二年來有太多的感想與感觸，我們對自己的身體有太多的不了解，有太多的不負責，有太多的不知道，就像很多人只想使用這個設備，但對這個設備不了解很陌生，雖然人體非常的奧妙，至今仍有很多不了解的問題，但很多人基本的常識仍很缺乏，常常道聽塗說，邏輯上講不通也信，排酸的道路既深且廣，憑著排酸棒能玩出各種可能，幫人脫離苦痛的狀態，讓你的設備維持在最佳狀態，好應付每天的操勞，感謝4380的日子、每個客人，給我的操作磨練、考驗，使我進步、進步、再進步，期待下一個4380的日子，在排酸的道路能見到更多的排酸師出現，最後要感謝老師的教導，讓我在排酸的天地走出一條自己的路。

資深排酸師 李俊達

讓人著迷的排酸療法

想當初我是來到排酸中心應聘做助理，當施老師的助手、接聽電話、安排事情等所有雜事的，對排酸是什麼意思不太清楚，之前也從未對身體保健、物理治療之類產生興趣，完完全全的像一張白紙一樣的人，忽然間接觸到如此有力道特別的身體健康療法，可想而知是如何的震驚與著迷。

是的！著迷兩個字代表著我對排酸療法的第一印象，當我跟著施老師身邊，看著他如當代最厲害的樂團首席小提琴家一樣，排酸棒就像他手中的琴弓，而我們的身體上的肌肉就像琴弦一樣，在他的手上顫動著，順著我們身體的肌肉神經走向，完美的用排酸棒演奏出讓神經系統愉悅輕鬆的美妙感覺，那是讓人會讚嘆的技巧。所以我深深的對排酸著迷了，如何操作著排酸棒讓它能在身體肌肉上產生轉變，讓身體機能逐漸修復好轉，那眞是一種無與倫比的成就感油然而生，讓我產生一種使命感，可以對抗身體上的疑難雜症將它消滅，還我們身體自主權。

當然在學習的過程中也是遭遇很多的疑惑與難題，如何好好拿排酸棒？什麼是酸？如何處理肌肉內的酸性廢物？如何跟別人說明排酸的好處？如何說明排酸的感覺？等等數之不盡的相關問題，一步一步跟著施老師了解排酸的奧妙，解決身體上的問題，看大家因爲我們排酸療法的操作，健康狀況好轉康復，看施老師日覆一日依舊在自己的崗位上堅守對排酸療法的信念，我覺得我得到了很多，不管是技術上還是理解能力都有施老師無私的分享他的經驗。

剛開始我覺得施老師是個嚴厲的人，他有日式時代過來的背景，用很嚴謹的模式看待每個案例，說明講解解決方法卻是非常詳細，常常會在結束之後跟我們一起討論大家的看法與想法，讓我們學習排酸的人能更快理解到施老師的操作方式與他獨特的理念，老實說，剛開始的我很難適應，現在的人很少聽到直屬長官鉅細靡遺的盯囑跟闡述，也覺得這樣有點壓力，是不是自己不夠好讓老師這樣對我嚴厲與要求，但當我漸漸能夠獨當一面面對來排酸的人身體上的狀況挑戰時，我就明白理解了他的作法，對自己嚴厲才是對工作結果負責任，才能達到我們跟來接受排酸的人來說最好的結果一身體健康。這讓我完全更正了我的人生觀，加強了我對自己工作的信賴，這都是施老師用他自己的態度帶給我的。

最常聽到他對來排酸的人說：這是最好的健康保健療法，只要能認同體驗過排酸過後身體的感覺，你也能在家自己做！還可以幫家人做，持續不斷的保養才能讓全家人都能健康，這才是他想要的最終極目標。我會跟著他的腳步，接續他的意念，在排酸的工作上不斷向前邁進。

資深排酸師　楊怡箏

學排酸讓我了解健康的重要！

我曾經換過不少工作，除了學生時期在服務業打工之外，其他都是在辦公桌做事，從來也沒想過有一天會來這裡學到排酸以及從事這項工作，而一待就是六年多的日子。

想想我好像從來沒有一份工作可以這麼持久呀，一直以為我這輩子應該就是很簡單的平凡上班族，當年因緣際會下從外商公司轉到這裡工作，說實在的的確有點跳tone，但是說眞的我還眞的沒有後悔過。

因爲排酸吸引人的地方不僅僅只是全身A-B-C照表操作然收工，實際上遇到的每一個客人狀況都完全不同，調理手法也就會因人而異，很多狀況不是只有用A或B就可以解決， 而是視這個人的身體情況先用C或者先用D，然後再回頭用A。有點抽象，但排酸就是這麼有趣而千變萬化。

想當初剛進來的時候，老師所講的我完全聽不懂，第一次跟在老師身邊看老師操作客人的時候如行雲流水般，眞的不誇張，我眼睛看到、腦子所想已經跟不上老師手上的動作了，拿起書上所寫的，有看沒有懂。後來眞的是經年累月跟在老師身邊久了，然後當我自己開始接觸到客人的身體，實際操作後才慢慢有點領會排酸要怎麼操作。曾經老師講過的、書上所寫的，突然一一浮現到眞實畫面了。

在這邊最常見的客人無外乎是肩頸痠痛、頭痛、胸悶，這些常見的問題歸根究柢就是因爲呼吸，呼吸不足容易造成胸悶甚至頭暈。最近有位四十多歲的客人全身緊繃，脊椎兩側嚴重沾黏一塊又一塊，我依照老師的理論，就是要做她的交感神經，所以針對她的脊椎兩側操作讓她整個背鬆開許多。由於她從小胸罩就戴很緊，長年下來將胸腔都緊緊勒住了，造成她肌肉沾黏肋骨塌陷，所以呼吸永遠都很短促，呼吸量少整個人就常常容易感到胸悶， 所以操作時只要將肋骨間隙肌肉沾黏的部分加強處理，再請她透過胸式呼吸將氧氣吸進去，當下胸廓就可以明顯感到有起伏。

來這邊這麼久遇過許多不同的案例，往往剛開始來都愁眉苦臉的客人漸漸的到後面都可以展開笑容，我常常想我應該要感謝我的父母，因爲他們給予我健康的身體，但即使我們擁有再健康的身體，若是不努力維護它遲早也會壞掉啊。因爲現在人生活忙碌工作壓力大，越來越多人即使有了金錢卻沒有了健康，所以現在很多人開始注重養身 注重身體調理，打開電視醫療保健的節目比往年還多， 這說明了大家開始注重這塊，但許多人又不喜歡吃藥打針，所以會尋求像排酸這種所謂的自然療法。

我眞的很佩服那些每週來這邊排酸持續二十幾年的老客人，因爲自己的健康眞的是要靠自己去努力，許多客人常問我們排酸要做多久才會好？但是何謂好呢？這眞的很難回答，因爲每個人條件不同，況且現在人忙碌的生活以及配合度好不好這些都是會影響身體的恢復效果，就算你每週都來報到，但是一週七天你持續做消耗體能的活動，酸還是會繼續堆積，所以爲什麼要排酸？因爲唯有持續的清除才能維持身體正常的運作。我很慶幸在這裡學排酸，不但可以幫助別人，也深刻體會到健康的重要性。

排酸師 張靜文

我的排酸之路

在大學時就讀運動健康與休閒學系，因爲常常見到許多人運動過程中受傷，而且自己常常運動過後肌肉痠痛甚至拉傷，所以對於身體療法就很有興趣，因此接觸許多中西醫的療法，希望能夠改善身邊的人還有自己身體狀況，每當有人因此受惠，我也很有成就感。

畢業之後也想要從事相關的行業，但坊間的養生館以及美容SPA的定位，卻不是我想要的，我希望能夠眞的替別人解決身體的問題。在因緣際會下，我接觸了排酸療法，剛開始對於排酸療法一無所知，只了解可以讓身體比較輕鬆舒服，對於其中奧妙之處一無所知，那時的我因爲以前運動導致腳踝常常痠痛，甚至影響行走，在操作過後腳踝痠痛的情形改善許多，而且再也沒有復發，關節的活動也靈活許多，相較於以前接觸過很多，都沒有接觸過效果如此顯著的方式，因此我毅然決然的學習這個方式。

剛開始學習也只是依樣畫葫蘆，找家人練習，一開始會覺得太痛，之後才了解到不是盲目大力就是好，而是要操作在對的層次上，如果只是一直用力操作有時候還會導致肌肉發炎不適。一段時間過後家人被操作過有比較舒服而且過程也不會這麼刺激，但是卻好像少了點什麼，但藉由每週上課、平時練習以及大量觀摩，才知道在學校學的肌肉解剖圖只是一個範本，但是每個人肌肉位置分布還是有些差異的，不只是因爲基因，像是日常生活的型態還有習慣動作，這些都會影響我們的肌肉，不是每個人同一個部位不舒服都是一樣的肌肉沾黏緊繃引起的，所以在每一次的操作都能夠得到新的認知。上課的時候老師也常常提醒我們要注意一些細節，因此我就了解到許多「眉眉角角」，像是遇到有五十肩的人，處理不單單只是著重在肩關節，而是要把周邊的肌肉都放鬆下來，手自然就舉的起來了，而一直操作同一塊肌肉反而會造成肌肉發炎。俗話說：魔鬼藏在細節裡，只要做到一些常忽略的地方，整個身體的改善就完全不一樣了，往往這些都是藉由操作過程慢慢知道的，這些都不是一朝一夕可以達成的，永遠都要有求知的精神，因爲人身體的奧妙是一輩子都學不完的一本百科全書，永遠不會知道翻到下一頁又會帶給我們什麼新的知識。

排酸療法對我來說不單純只是一份工作，是興趣也是一個成就感，可以照顧身邊親朋好友的身體健康，還可以得到我讓人感覺變舒服而感謝的成就感。如今，我依然在努力變得更好，學習排酸「學無止境」，每遇到一個問題就會去找很多資料，去了解這些問題要如何解決，每解決一個問題，同時也會學到很多，所以每個人都是很好的老師，每做過一個人就會學到一些，在排酸裡永遠可以得到經驗和驚喜。

排酸師 梁元昇

Part

07 排酸保健DIY

讀者可以利用排酸棒或排酸指套進行局部的自我保健。使用時須避開皮膚損傷及發炎的部位，視情況塗抹潤膚油，以免擦傷皮膚。同一部位不要一直反覆刺激，力量適中，以免肌肉發炎。排酸指套因爲體積小，重量輕，只適合對頭、頸、胸部等局部不需較大力量的地方保健。但是因爲可以隨身攜帶，所以出門在外如有輕微頭、頸不舒服時可以派上用場。

臉部保健

藉由臉部保健，可以促進局部血液循環，使臉部肌肉緊實，皮膚細緻，減少皺紋；同時可緩解頭部不適。

方法：以排酸棒或排酸指套用短距離的壓法依圖7-1、7-2處理。

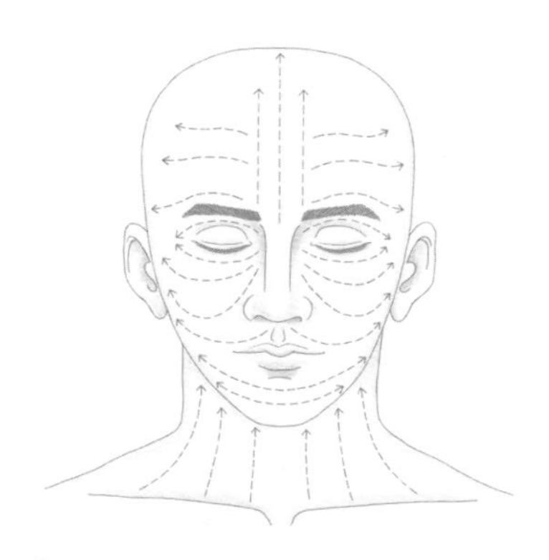

圖 7 - 1　臉部排酸保健示意圖（一）

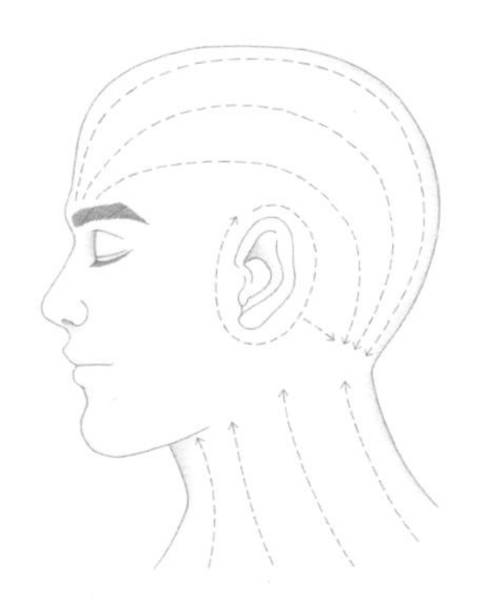

圖 7 - 2　臉部排酸保健示意圖（二）

手部保健

手腕、手臂緊張不舒服或痠痛的緩解。

方法：以三粗的排酸棒或排酸指套由下往上操作。依圖 7 - 3 處理。

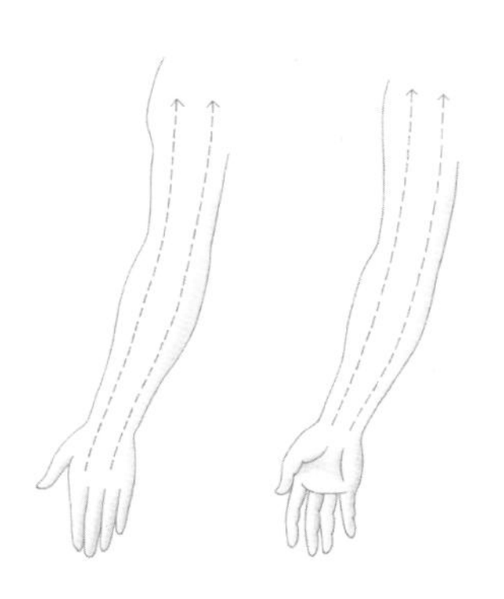

圖 7 - 3　手部排酸保健示意圖

女性胸部保健

預防乳房硬化，減少纖維囊腫。

方法：以三粗的排酸棒或排酸指套視情況用震法或壓法，依圖 7 - 4 操作。以左手處理右側乳房，右手處理左側乳房。同時還需處理頸部。

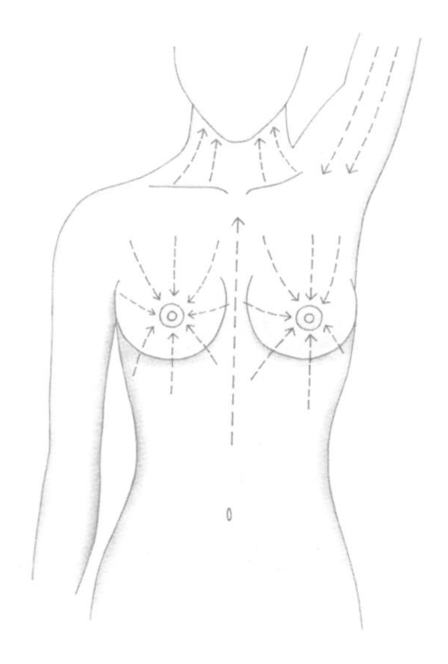

圖 7 - 4 胸部排酸保健示意圖

後記

我對一些病症的心得與感受

曾經有新聞談論某位名人因強調健康食品能治癌症，而鬧得喧騰一時。我不是正統醫師，原本沒資格談論這個病，但是當初上課時，學員曾說：「排酸能處理那麼多病，那麼癌症也可以嗎？」有鑑於此，經過反覆思考，決定在截稿前談談「癌症」這個敏感話題，這樣才能對讀者有個交代。

癌症已經連續幾十年蟬聯臺灣十大死因的榜首。現在大家對癌症似乎已經司空見慣，不再像從前那樣感到陌生；處理方法除了西醫依照文獻的方法外，也多了許多其他方法。像坊間許多書，都有介紹抗癌的各種另類療法，包括氣功、生機飲食、毛巾操等，還有說要多運動，作息規律等。但是許多癌症病人，生活作息正常，也沒有抽菸、喝酒等不良嗜好，照理說身體應該很健康，卻仍然得了癌症。像之前一位在中科院服務的病人就是如此。那時他得的是肺癌，慈×醫院評估他只剩一年的存活期，但是我從他整體情況來看，可能熬不過半年。原本說話氣若游絲，後來經過持續排酸保健幾次後，變得比較有精神。我要求他回去要多休息，不要再工作，因為現在體力改善只是短暫的假象，癌症不可能這麼容易好。但是他自認身體已經恢復得不錯，只要再工作一段時間，就可以有不錯的退休金，於是不聽勸告，又開始奔波忙碌，結果不到幾星期，病情急轉直下，就離開人間，令人遺憾！

過去常聽說許多癌症權威，研究癌症多年，最後卻也死於癌症，可見這是非常艱難的問題。我從事排酸數十年，發現排酸對於癌症似乎有幫助。我猜是因為排酸療法是從頭到腳全身處理，同時作用的深度夠，以致能將體內累積的廢物清除，同時加強免疫系統的功能。當廢物減少，細胞在正常的環境下，就不容易因細胞變性而成為癌細胞；免疫系統正常，癌細胞也就很難存活。

但是我要強調的是，雖然有癌症病人因排酸而好轉，並不表示排酸就能處理癌症；排酸只是幫助身體健康，目的並不是治療癌症。面對癌症，我從來都沒把握，畢竟這是非常棘手的病。三十年前，透過某官員介紹，羅太太的女兒來找我，希望我能幫幫她的母親。原來羅太太得了子宮癌，擴散後，摘除了卵巢及子宮。但是後來醫院懷疑仍有擴散的可能，認為若不化療，可能只有三至六個月的時間。羅太太的弟弟也是醫師，他也認同醫院的看法。但是 10 次化療她只做 1 次，就難過得受不了，頭髮也全掉光，寧願死也不要再做第二次。我說：「我也不是專家，妳最好還是找別人。」但是她女兒卻說該找的都找了。我看她一片孝心，實在不忍拒絕，便告訴她我也沒把握，先去看看再說。到了她家，只見羅太太只能躺著，氣色很不好，無法進食，身體非常虛弱。我幫她處理背部與臀部，使酸氣能排出；然後說：「到明天早上 10 點左右就知道情況如何了。」第二天早上，羅太太的女兒就來電，很高興地說：「我媽媽早上起來竟然肚子餓，想吃東西！」她一再懇求我幫她母親排酸，我就告訴她：「我實在沒把握，只能試試看。」剛開始她們一週來 2 次，隨著情況好轉，慢慢變成一週 1 次、兩週 1 次。做了一年多後停止保養，復原得不錯。後來羅太太常出國旅遊，還住在西班牙的巴塞隆納一段時間，偶爾回國還有來保養幾次。事隔七、八年，有一次去印尼旅遊，吃了不新鮮的螃蟹後，羅太太身體開始不舒服；回國後，醫院說已經沒有辦法，於是她的兒子背著她來找我。做了幾次後，沒有起色，我就說：「這次我可能也幫不上忙！」不久羅太太就平靜地離開。他們全家都很信任排酸，非常配合，所以效果不錯。甚至後來羅太太的女兒與媳婦還有來上課，學習排酸技巧。

年輕的時候，我非常熱衷研究另類療法，因此接觸不少癌症病人。以前的病人經排酸一段時間後，病情改善，有些人就不承認是排酸的效果。因為一般人都認為治病一定要吃藥才會有效；現在雖然較重視另類療法，但是另類畢竟還是另類，很難被認同；尤其面對癌症病人，畢竟人命關天，病人將希望都寄託在我身上，因此壓力很大。而且一般都會先去找西醫、中醫，只有別無選擇才會來找我！每個人的體質不同，加上病人若不能配合休息，節制飲食，往往功虧一簣！而且另類療法就是這樣：你治好了 99 個人，有些人就會想說自己應該不是真的有得癌症，不然怎麼會好？而1個失敗，別人就把你罵得要死（沒水準，找什麼另類療法！）；而醫師根據文獻，就算失敗 99 個，治好 1 個人，別人還是說他醫術高明。綜合以上原因，加上我年紀也大了，這幾年已經不再處理疑似癌症的病人，以免又被人說我違反醫師法。

生命無價，能將求助無門，或是快要邁向終點的生命挽回，對我來說，實在是莫大的成就。當然，我不是消防隊員，不可能去救深陷火場的人；不會游泳，溺水的人我也無能為力。但是這數十年下來，靠著排酸療法，不但治好許多走投無路的病人，也逆轉許多疾病的惡化。像是許多從事化工產業，或是工作環境常接觸有機溶劑等化學藥品的人，有毒的化學物質藉由呼吸及皮膚接觸，進入體內。日子一久，這些沉積在體內的毒物，超過肝臟解毒能力，便會傷害肝臟，還會一步一步地影響全身的健康，像是造成肺臟萎縮等。然而要排除這些長期沉積在體內的毒素，要想光靠藥物是很難辦到的。排酸療法就是可以加強代謝能力，幫助人體從失衡情況扭轉過來。諸如此類的問題不勝枚舉，但我相信一定仍有許多人不相信排酸能有這些效果，心想：「排酸？聽都沒聽過，這八成又是騙人的！」然而沒聽過的事，不見得就是假的，否則排酸療法也不可能存在四十多年。而且我教了這麼多學生，像是有些來自全省各地的 SPA、推拿等從業人員，上過排酸的課程後，發現效果比他們原本的方法有效，而且又輕鬆，紛紛將排酸的方法加到他們的療程中。也有些人在外從事這項工作，但是他們基於商業考量，絕口不提排酸，還說師傅已經退隱深山，他們是唯一的傳人等。可見他們接觸排酸後就非常認同。

總之，許多病人因為深刻體會到排酸的好處，所以全家都來保養，身體一有問題就來處理，把我當成他們的健康顧問。看他們這麼信任，我也感到很欣慰。這也就是為什麼我一把年紀了，仍繼續堅持下去的原因。如果排酸療法能廣泛普及，成為全民運動，不但可以自我保健，也能照顧家人健康。讓大家能多一項武器來對付病症，我想這也是好事一樁。

國家圖書館出版品預行編目資料

排酸療法／施銘著.--三版.--臺北市：書泉,2019.01
面； 公分
ISBN 978-986-451-147-1（平裝）
1.民俗療法
418.991 107017161

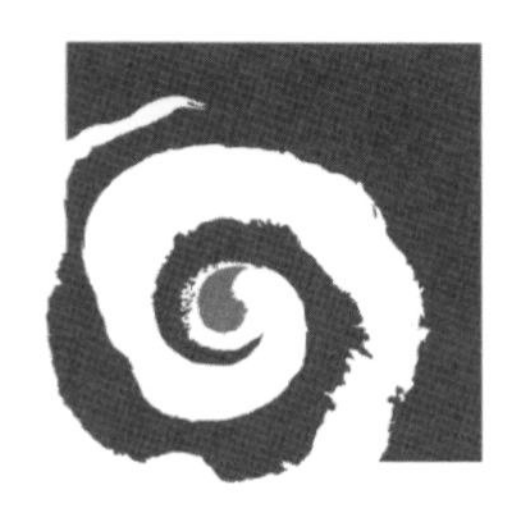

3EY9

排酸療法

作　　者— 施銘(159.3)
發 行 人— 楊榮川
總 經 理— 楊士清
總 編 輯— 楊秀麗
副總編輯— 王俐文
責任編輯— 金明芬
封面設計— 黃聖文
出 版 者— 書泉出版社
地　　址：106台北市大安區和平東路二段339號4樓
電　　話：(02)2705-5066　傳　　真：(02)2706-6100
網　　址：http://www.wunan.com.tw
電子郵件：shuchuan@shuchuan.com.tw
劃撥帳號：01303853
戶　　名：書泉出版社

總 經 銷：貿騰發賣股份有限公司
電　　話：886-2-8227-5988　傳　　真：886-2-8227-5989
地　　址：23586新北市中和區中正路880號14樓
網　　址：www.namode.com

法律顧問　林勝安律師事務所　林勝安律師

出版日期　2008年7月初版一刷
2014年8月二版一刷
2019年1月三版一刷
2020年8月三版二刷
定　　價　新臺幣380元